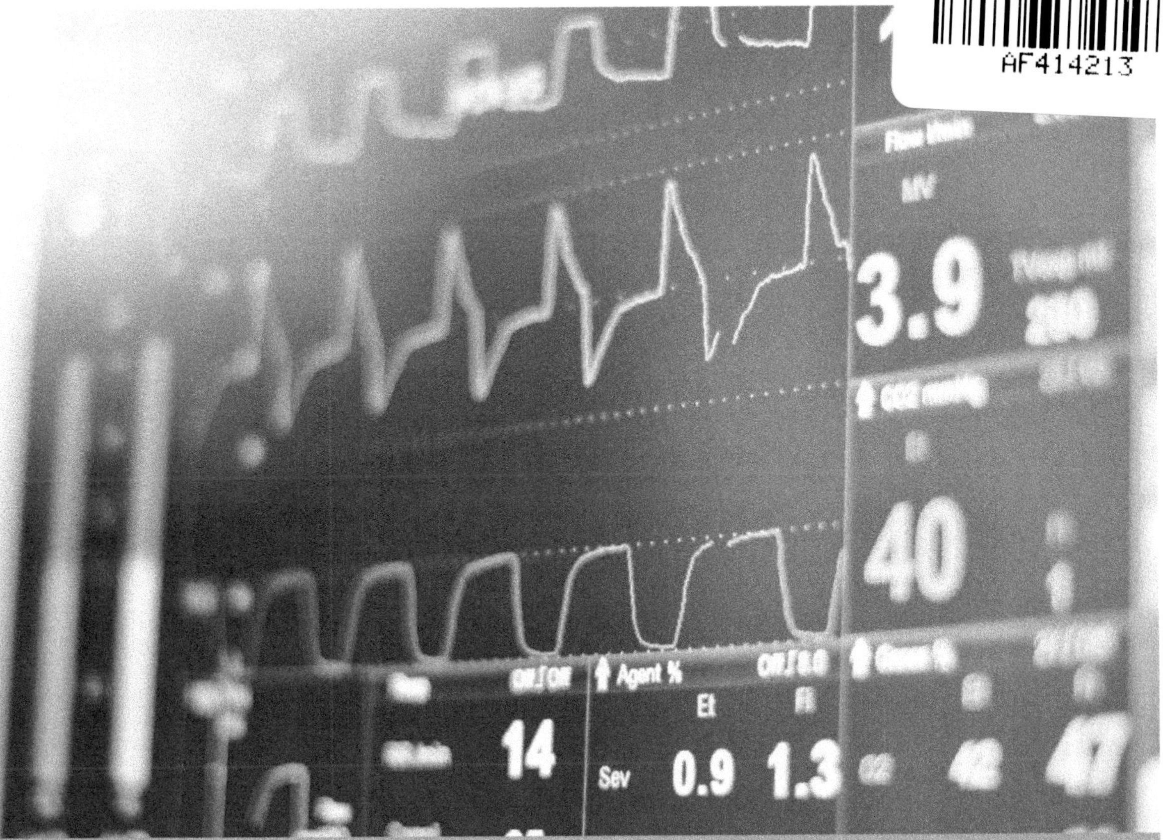

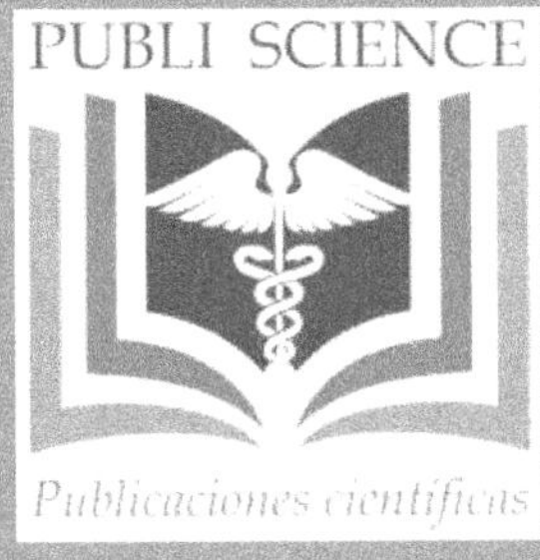

EMERGENCIAS Y URGENCIAS MÉDICAS EN LA PRÁCTICA CLÍNICA DIARIA

PUBLI SCIENCE
Publicaciones científicas

Emergencias y urgencias médicas en la práctica clínica diaria
ISBN: 978-9942-8787-8-6

© PUBLI SCIENCE Publicaciones Científicas
Contacto: 0983578295 / 0989359616
publicaciones.cientificasfb@gmail.com

Director editorial:
Dr. Washington Paúl Aguirre

Coordinador del texto:
Dr. Fabricio Bombón

Autores:
Dres. Gabriela Albán, Edgar Arias, Jorge Arriaga, Cristian Xavier Ayala,
Juan Carlos Ayala, Fabricio Bombón, Andrea Cerón, Vinicio Cervantes,
Joselin Cevallos, Luis Faundez, Patricia Veintimilla, Andrea Villarreal

Diseño de portada y maquetación:
LETRA SABIA Servicios Editoriales

2020
Quito, Ecuador

DEDICATORIA

Al creador del universo, la ciencia y la vida "DIOS"; por permitirnos cumplir nuestras metas.

A cada una de nuestras familias, por apoyarnos en nuestros sueños y levantarnos en nuestras caídas.

A todos, quienes contribuyeron y formaron parte de este proyecto médico.

ÍNDICE DE AUTORES

Editor del texto
Dr. Washington Paúl Aguirre Carcelén
Título de Médico otorgado por la Universidad Central del Ecuador.
Título de Especialista en Medicina de Emergencias y Desastres otorgado por la Universidad Central del Ecuador.
Médico tratante Servicio de Emergencia Hospital José María Velasco Ibarra. Tena/Ecuador.
Médico Tratante y Jefe de Servicio de Emergencia Hospital Inglés M&C. Quito/Ecuador.

Coordinador del texto
Md. Marco Fabricio Bombón Caizaluisa
Título de Médico otorgado por la Universidad Central del Ecuador.
Médico Residente de Hospitalización y Emergencia en CAT "Quito BICENTENARIO", Distrito Metropolitano de Quito-Ecuador.
Médico Residente de Cirugía, Hospitalización y Emergencia en Hospital Nova salud. Distrito Metropolitano de Quito-Ecuador.
Médico General en Centro Médico "BOMBON MEDICAL CENTER". Quito- Ecuador
Ayudante Titular de Cátedra, Universidad Central del Ecuador, períodos 2014-2016.

Trastornos del metabolismo del sodio (Na)
Md. Patricia Carina Veintimilla Morales
Título de Médico Cirujano otorgado por la Universidad Tecnológica Equinoccial.
Médico General en Cuerpo de Ingenieros del Ejército. Quito- Ecuador.

Trastornos del metabolismo del potasio (K)
Md. Andrea Stefania Villarreal Zambrano
Título de Médico Cirujano otorgado por la Universidad Tecnológica Equinoccial.
Médico Residente de Hospitalización y Emergencia en CAT "Quito BICENTENARIO". Distrito Metropolitano de Quito-Ecuador.
Médico Residente de Cirugía y Emergencia en Clínica MedicValle. Quito- Ecuador.

Hemorragia digestiva
Md. Jorge Luis Arriaga Alcarras
Título de Médico otorgado por la Universidad Central del Ecuador.
Médico Residente de Emergencia en Hospital Padre Carollo. Quito- Ecuador.
Médico General en Centro Médico Quirúrgico Cruz Roja Ecuatoriana. Quito- Ecuador.

Abdomen agudo
Md. Cynthia Gabriela Albán Espinoza
Título de Médico Cirujano otorgado por la Universidad Regional Autónoma de los Andes
Médico en libre ejercicio de la profesión. ALBÁNMED

ÍNDICE DE CONTENIDOS

PRESENTACIÓN

"Los verdaderos médicos no solo aprendemos de Medicina, nos instruimos para amar, respetar y luchar por la existencia de cualquier individuo; pues es y será nuestra indeleble consigna servir por encima de las circunstancias adversas; para preservar la salud y la vida"

Fabricio Bombón

La medicina de emergencia, o medicina de urgencias, es la especialidad de la medicina, que actúa en varias situaciones, que pongan en peligro la vida de un individuo, en cualquier momento o lugar, sin importar edad, sexo, religión o condición social. Su importancia es crucial; puesto que con el pasar de los años, se ha convertido en un área de la Medicina, cuya capacidad de resolución debe ser inmediata con una altísima responsabilidad y conocimiento actual.

Pretendemos, al participar de este texto médico, señalar, abordar y detallar las principales y cotidianas patologías de nuestro medio, encontradas en los servicios de Emergencia, tanto públicos como privados.

Mediante una revisión de conocimientos médicos y científicos actuales, intentaremos que el Texto "EMERGENCIAS Y URGENCIAS MÉDICAS EN LA PRACTICA CLINICA DIARIA", sea una fuente de aprendizaje para estudiantes, y personal de salud en general, con un enfoque responsable, conciso y veraz.

Dr. Fabricio Bombón Caizaluisa

Coordinador del texto

TRASTORNOS DEL METABOLISMO DEL SODIO (NA)

Patricia Carina Veintimilla Morales

HIPONATREMIA

INTRODUCCIÓN

Es uno de los trastornos hidroelectrolíticos más frecuentes. La hiponatremia se encuentra presente en el 15-20% de los ingresos hospitalarios urgentes y en el 20% de los pacientes críticos. La hiponatremia puede abarcar síntomas clínicos de amplio espectro ya sea severos, graves e incluso mortales, además se asocia con una mayor mortalidad, morbilidad e incremento de la estancia hospitalaria en pacientes con varias enfermedades concomitantes. (1)

DEFINICIÓN

La hiponatremia se define como una concentración sérica de sodio menor a 135 mmol/L causada por un exceso relativo de agua corporal en relación con el sodio corporal. El sodio es el catión con mayor concentración plasmática en el espacio extracelular, por lo que es pieza fundamental en la osmolaridad plasmática. Los síntomas clínicos pueden aparecer con cifras inferiores a 130 mEq/L, se considera un cuadro grave cuando las cifras son inferiores a 125 mEq/L. (2)

La causa más frecuente es una alteración en la excreción renal de agua libre como resultado de una secreción aumentada de vasopresina inapropiada por estímulos no osmóticos. (3)

FISIOPATOLOGÍA

La **vasopresina** también conocida como hormona antidiurética (ADH), es un nonapéptido que se sintetiza como prohormona en las neuronas magnocelulares de los núcleos supraóptico y paraventricular del hipotálamo, se transporta junto con la neurofisina por el tracto supraóptico-hipofisiario a la neurohipófisis en donde es almacenada para empezar a liberarse en pulsos del 10 al 20% del contenido total. Cuando ya inicia su liberación, la síntesis hipotalámica es menor, el mismo que se incrementa en los estados de choque. La regulación de la síntesis y liberación de vasopresina es secundaria a estímulos osmóticos y no osmóticos.

a) *Regulación osmótica.* - La hiperosmolaridad es uno de los principales estímulos para la liberación de vasopresina, la cual es regulada por osmorreceptores centrales y periféricos. Los osmorreceptores periféricos están en el sistema portal encargados de detectar cambios en la osmolaridad sérica inducidos por líquidos y alimentos. Los osmorreceptores centrales se encuentran en regiones cerebrales excluidas de la barrera hematoencefálica y las mismas neuronas magnocelulares actúan como sensores de osmolaridad respondiendo con despolarización a la hipertonicidad. (4)

b) *Regulación no osmótica* La hipotensión y la disminución de volumen intravascular son los principales estímulos no osmóticos que inducen síntesis y liberación de vasopresina a través de receptores de estiramiento que se encuentran en aurícula izquierda, arco aórtico y seno carotídeo. Otros estímulos no osmóticos que directamente inducen la liberación de vasopresina son: dolor, hipoxia, acidosis y vómito, los cuales actúan a través de mediadores como son: acetilcolina, histamina, nicotina, dopamina, prostaglandinas, angiotensina II y catecolaminas. La hipoxia y la hipercapnia a su vez, estimulan quimiorreceptores del cuerpo carotídeo y a través de este mecanismo inducen liberación de vasopresina. La norepinefrina estimula por acción central a través de receptores α1 la liberación de vasopresina y por otro lado inhibe la liberación de ésta a través de su acción sobre receptores β y α II. Los niveles de vasopresina en condiciones de normotensión y buena hidratación son < de 4 pg/ mL. La deshidratación, la hiperosmolaridad y la hipotensión incrementan sus niveles de 10 a 20 pg/mL. Su vida media es de 10 a 35 minutos y se metaboliza por vasopresinasas, hepática y renal. La vasopresina actúa a través de tres diferentes receptores de proteína G denominados V1a, V1b y V2. (4)

La **aldosterona** es un mineralocorticoide que se sintetiza a partir del colesterol, su precursor general, a través del sistema renina angiotensina aldosterona (SRAA). Dicha síntesis se realiza en zonas constitutivas de la glándula suprarrenal: zona reticular (ZR), zona glomerulosa (ZG), y zona fasciculada (ZF). Además, actúa principalmente en los tejidos en donde se expresa el receptor de los mineralocorticoides (hígado, cerebro, hipófisis, monocitos, epitelio renal, glándulas salivales y colon). Su actividad en el epitelio renal se basa en la retención de sodio (Na+) y la excreción de potasio (K+). (5)

Figura 1. Fisiología de la Nefrona

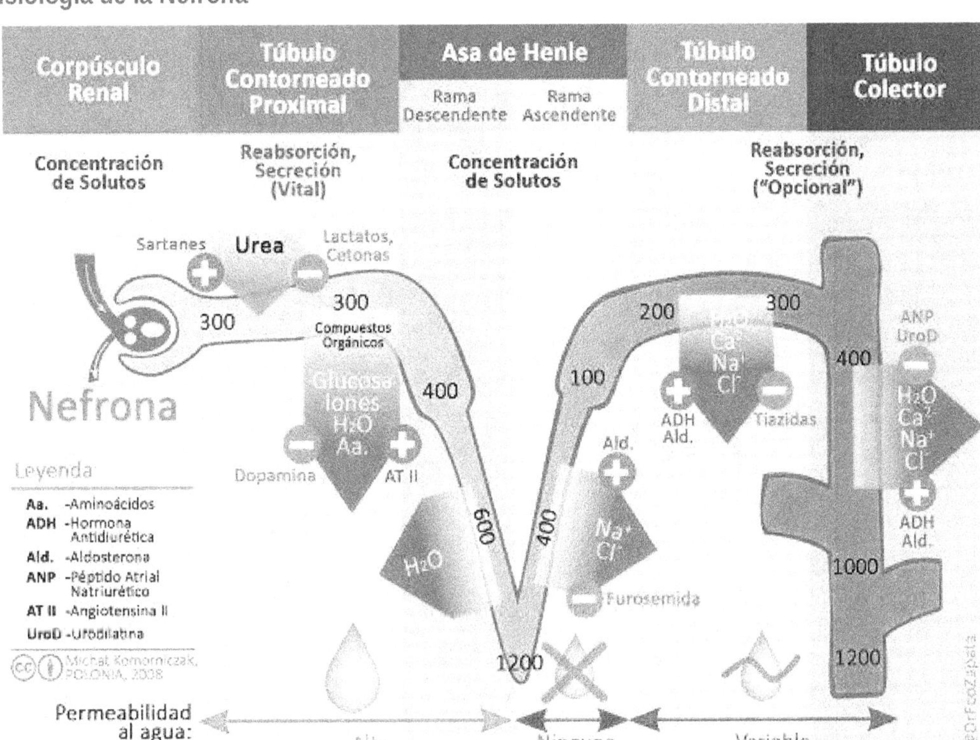

Fuente: Goce Spasovskia. Guía de práctica clínica sobre el diagnóstico y tratamiento de la hiponatremia. Revista de la Sociedad Española de Nefrologia. 2017 Julio-Agosto; 37(4).

Tabla 1. Clasificación de Hiponatremia

Segun la concentracion de Sodio

Hiponatremia «leve» entre 130 y 135mmol/L.
Hiponatremia «moderada» 125 y 129mmol/L
Hiponatremia «grave» <125mmol/L

Segun el tiempo de Evolucion

Hiponatremia «aguda» <48 h de evolucion documentada(Tabla 2)
Hiponatremia «crónica» > 48 h de evulion documentada.
Si la Hiponatremia NO se puede clasificar, se considerará crónica, si los datos clínicos y la anamnesis no indican hiponatremia aguda.

Segun de los síntomas

Hiponatremia «moderadamente sintomática» cualquier grado de hiponatremia asociado a síntomas moderadamente graves de hiponatremia (tabla 2).
Hiponatremia «gravemente sintomática» hiponatremia asociada a síntomas graves de hiponatremia (tabla 2).
Hiponatremia asintomatica

Según la osmolalidad plasmática

Hiponatremia Hipotonica
   hiponatremia Hipotonica con Hipovolemia
   hiponatremia Hipotonica con Isovolemia
   hiponatremia Hipotonica con Hipervolemia
Hiponatremia no Hipotonica
Hiponatremia Ficticia

Fuente: Goce Spasovskia. Guía de práctica clínica sobre el diagnóstico y tratamiento de la hiponatremia. Revista de la Sociedad Española de Nefrología. 2017 Julio-Agosto; 37(4).

Hoorn EJ ZR. Diagnóstico y tratamiento de la hiponatremia: compilación de las guías. Journal of de American Society of Nephrology. 2017 Mayo; 28(5).

"Siendo la consecuencia más crítica de la hiponatremia el *edema cerebral*, es por ello la importancia de efectuar una adecuada clasificación utilizando todos los parámetros", sin embargo, si la regulación de natremia aumenta rápidamente puede ocasionar deshidratación cerebral conocido como Síndrome de desmielinización Osmótica. (1)

Tabla 2. Síntomas de Hiponatremia

MODERADAMENTE GRAVES
Náuseas sin vómitos Confusión Dolor de cabeza

GRAVES
Vómito Distrés cardiorrespiratorio Somnolencia anormal y profunda Convulsiones Coma (Glasgow Coma Scale ≤ 8)

Fuente: Goce Spasovskia. Guía de práctica clínica sobre el diagnóstico y tratamiento de la hiponatremia. Revista de la Sociedad Española de Nefrología. 2017 Julio-Agosto; 37(4).

Hoorn EJ ZR. Diagnóstico y tratamiento de la hiponatremia: compilación de las guías. Journal of de American Society of Nephrology. 2017 Mayo; 28(5).

La clasificación de los síntomas de Hiponatremia tiene como objetivo manifestar el riesgo inmediato de desarrollar edema cerebral, sin embargo, una clasificación basada solo en la gravedad de los síntomas tiene varias deficiencias, ya que los síntomas moderados pueden llegar a ser graves en cuestión de horas. Asimismo, los síntomas de hiponatremia son inespecíficos por lo que es importante evaluar la posibilidad de que los síntomas tengan causas distintas a la hiponatremia. (1)

Hiponatremia hipotónica: La disminución de la concentración de Sodio va acompañada de hipotonía del líquido extracelular y desplazamiento de agua extracelular al espacio intracelular provocando edema celular. La causa más frecuente es el síndrome de secreción inadecuada de hormona antidiurética (SIADH) en donde existe retención de agua. (6)

- **hiponatremia hipotónica con hipovolemia**: Existe una pérdida de sodio y agua, ocasionadas por perdidas mediante la piel (sudoración excesiva, quemaduras), el tracto digestivo (vómitos, diarrea, fístulas del tracto digestivo), vía renal (pérdida de sodio por uso de diuréticos, déficit de mineralocorticoides, nefritis perdedora de sal, tubulopatías congénitas y adquiridas, síndrome de cerebro perdedor de sal). (6)

- **hiponatremia hipotónica con isovolemia** es la más frecuente de la hiponatremia, Se puede dar por un déficit de glucocorticoides, esfuerzo físico intenso y prolongado, polidipsia primaria, dieta hiposódica continua por tiempo prolongado, hipotiroidismo, sensibilidad excesiva a ADH, mutación activadora del receptor V_2 o aquaporina 2. (3) (6)

- **hiponatremia hipotónica con hipervolemia**: Se puede producir por una secreción aumentada de hormona antidiurética cuando hay una disminución relativa del volumen intravascular efectivo, en casos como la insuficiencia cardíaca crónica, cirrosis hepática con ascitis, edemas nefróticos; también cuando hay un aporte excesivo de líquidos sin electrolitos con una excreción alterada de agua libre como en la insuficiencia renal aguda, enfermedad renal crónica e intoxicación hídrica por agua libre (6)

Hiponatremia no hipotónica (isotónica o hipertónica): Existe un aumento en la concentración plasmática de osmolitos efectivos, que producen un desplazamiento de agua del espacio intracelular al extracelular desarrollando hiponatremia por dilución. La osmolalidad plasmática puede ser normal o aumentada dependiendo de la concentración de osmolitos. La causa más frecuente es la hiperglucemia severa (por cada aumento de glucemia por encima de 5,5 mmol/l disminuye la natremia en 2,4 mmol/l). Causas menos frecuentes: infusión iv. de manitol, administración de grandes cantidades de contrastes radiológicos hiperosmolares o paso a la sangre de soluciones isotónicas de manitol, sorbitol o glicina, usada durante la resección transuretral de adenoma de próstata. (6)

Hiponatremia ficticia o pseudohiponatremia: existe una concentración de sodio en plasma falsamente baja debido a una hiperlipidemias e hipoproteinemias, la osmolalidad plasmática se encuentra normal y los pacientes están asintomáticos. Así mismo la obtención de muestras de sangre venosa en un lugar próximo al de una infusión de soluciones hipotónicas como la administración de mega dosis de inmunoglobulinas pueden producir pseudohiponatremia. (2) (6)

CLÍNICA

Los síntomas van a depender de la intensidad y la velocidad de disminución de la concentración de sodio en plasma, osmolalidad plasmática efectiva y de los cambios de la volemia. En algunos casos de hiponatremia leve y moderada no hay síntomas significativos del SNC, sin embargo, pueden aparecer alteraciones de la concentración, de las funciones cognitivas y del equilibrio. Los síntomas neurológicos van a depender del grado y velocidad de la disminución de la concentración de sodio en plasma y de los cambios de la osmolalidad plasmática. (tabla 2) (1) (6)

Cuando el tiempo de evolución no está documentado, se debe sospechar hiponatremia aguda en las siguientes casos: período posoperatorio, polidipsia, esfuerzo físico intenso, inicio del tratamiento con diuréticos tiazídicos, preparación para colonoscopia, tratamiento con ciclofosfamida iv., toma de derivados de anfetamina, inicio del tratamiento con vasopresina. (1) (6). Los síntomas que indican deshidratación e hipovolemia son: sequedad de mucosas, flacidez de la piel, hipotensión ortostática o crónica, taquicardia, disminución de la diuresis. (6)

DIAGNÓSTICO

 La hiponatremia se diagnostica mediante la detección de una concentración de sodio en plasma <135 mmol/l, luego de descartar la pseudohiponatremia. (6)

1. Descartar hiperglucemia y determinar la osmolaridad plasmática para determinar si la hiponatremia es hipotónica o no hipotónica. Es importante recordar que la causa más frecuente de la hiponatremia Hipotónica es la Hiperglucemia severa y no se asocia a un riesgo de complicaciones neurológicas como el edema cerebral o el síndrome de desmielinización osmótica. (1) (2) (6)

2. Si existe una hiponatremia isotónica se debe descartar la pseudohiponatremia, mediante valoración de la concentración de sodio en una muestra no diluida utilizando un electrodo selectivo de iones que nos aporta el

valor real de natremia. Sin embargo, si este método no se encuentra disponible, se valora la concentración plasmática de triglicéridos, colesterol y proteínas totales. (1) (6)

3. Luego de establecer una hiponatremia hipotónica hay que determinar la osmolalidad urinaria (U_{osm}) y concentración de sodio en orina (U_{Na}) en la misma muestra de orina o en muestras separadas tomadas simultáneamente. (6)

Tabla 3. Diagnóstico de Hiponatremia

osmolalidad urinaria ≤100 mmol/kg H₂O:

polidipsia en donde hay un exceso relativo de agua,
dieta hiposódica realizada por un tiempo prolongado,
aporte excesivo de líquidos sin electrólitos (sobre todo en enfermos con función renal alterada).

osmolalidad urinaria >100 mmol/kg H₂O:

se debe valorar la concentracion de Sodio en orina.

concentracion de Na en orina ≤30 mmol/l

Valorar el volumen de agua extracelular por los datos clínicos:
aumentado (edema, líquido en las cavidades corporales): la causa puede ser insuficiencia cardíaca, cirrosis hepática, síndrome nefrótico
disminuido (síntomas de deshidratación e hipovolemia): la causa puede ser pérdida de agua y sodio por el tracto digestivo, la piel o a un tercer espacio, o el uso de diuréticos.

concentracion de Na en Orina >30 mmol/l

enfermedad renal ausente y no hay administracionde diuréticos se debe valorar el volumen de agua extracelular por datos clínicos:
normal: la causa más frecuentemente es el SIAD; otras causas son el déficit de glucocorticoides (insuficiencia suprarrenal secundaria), toma de diuréticos (falta de información u ocultada por el paciente), hipotiroidismo severo.
disminuido: las causas pueden ser vómitos, déficit de mineralocorticoides (insuficiencia suprarrenal primaria), toma de diuréticos (falta de información u ocultada por el paciente), pérdida de sal por los riñones (nefritis perdedora de sal, tubulopatías congénitas y adquiridas, síndrome de pérdida de sal cerebral)
en caso de enfermedad renal o ingesta de diuréticos, en estos casos son posibles todas las causas de la hiponatremia hipotónica sin embargo hay que tener en cuenta los datos clínicos disponibles y la información de la anamnesis.

Fuente: Hoorn EJ ZR. Diagnóstico y tratamiento de la hiponatremia: compilación de las guías. Journal of de American Society of Nephrology. 2017 Mayo; 28(5).

TRATAMIENTO

Recomendaciones Generales

1. El tratamiento va a depender de la severidad, tiempo de evolución y manifestaciones clínicas y del riesgo de complicaciones neurológicas. (6)

2. Hiponatremia sintomática en donde exista edema cerebral, el tratamiento es urgente, incluso si la concentración de sodio es de 125-129 mmol/l. (6)

3. Hiponatremia sin síntomas clínicos: se debe establecer la causa y el tratamiento consiste en una elevación lenta de la concentración de sodio hasta 130 mmol/l; si >125-130 hay que empezar con restricción hídrica. (6)

4. Los controles de la natremia se deben ejecutar siempre con el mismo método.

5. la corrección debe ser lentamente en casos de hiponatremia crónica sin síntomas o con síntomas neurológicos. Se pueden corregir rápidamente los casos documentados de hiponatremia aguda (<48 h) (6).

6. No administrar líquidos que no sean imprescindibles y suspender fármacos que pueden empeorar la hiponatremia.

7. Paciente con hiponatremia crónica y concentración de Na ≤ 120 mEq/L tienen riesgo de desarrollar Síndrome de desmielinización osmótica es por eso la importancia de corregir rápidamente la natremia, el aumento de la natremia debe ser de unos 4-8 mEq/l/d sin sobrepasar los 10 mEq/l cada día. Si hay factores de riesgo para el síndrome de desmielinización (hiponatremia ≤105 mmol/l, hipopotasemia coexistente, alcoholismo, desnutrición, mujeres, enfermedad hepática avanzada), el incremento de la natremia debe ser de 4-6 mEq/l/d y no sobrepasar 8 mEq/l en 24 h. (1) (6)

8. Hay que tener cuidado durante la corrección de la hiponatremia (Na^+ <120 mmol/l) causada por un déficit de la excreción renal de agua libre (SIADH, hiponatremia con hipovolemia, sobre todo secundaria a diuréticos tiazídicos, déficit de aldosterona o cortisol). (6)

El enfoque terapéutico se basa en el tiempo de evolución del desequilibrio electrolítico, debido a las graves complicaciones que conlleva la sobre corrección o la corrección insuficiente. (3)

Hiponatremia Aguda Sintomática

Se debe realizar una rápida corrección de sodio a los pacientes que hayan desarrollado hiponatremia sintomática en los últimas 48h, ya que el proceso de adaptación cerebral no se ha Llevado a cabo por completo, de modo que el riesgo de desmielinización osmótica es bajo frente al alto riesgo de desarrollar una herniación cerebral. (3)

Un aumento en la concentración de sodio en el plasma de 4 a 6 mEq/ L mediante infusiones de 100 ml de solución salina al 3% en intervalos de 10 min, en un total de 3 dosis o de ser necesario hasta que se controlen los síntomas de edema cerebral o se alcancen niveles seguros de natremia. (3) (6)

La solución salina al 3% usualmente se administra a dosis de 5 - 7 ml/Kg de peso, sin sobrepasar una velocidad de infusión de 1-2 ml/Kg/hr. El objetivo primario no es restaurar los niveles de sodio, sino revertir rápidamente el edema cerebral que puede amenazar la vida, es importante mantener monitorizado los niveles séricos de Na cada hora. (3)

Después de esta corrección inicial, el objetivo es llevar el sodio sérico a valores normales, para lo cual es necesario determinar el déficit de sodio del paciente mediante la siguiente fórmula:

$$Déficit\ de\ sodio = 130 - Na\ del\ paciente$$

Luego deberemos estimar el cambio en el sodio plasmático del paciente dependiendo de la concentración de sodio en las diferentes soluciones cristaloides disponibles. Estimación para lo cual utilizaremos la fórmula de Adrogue-Madias.

$$Cambio\ en\ el\ sodio = \frac{(Na\ infusión - Na\ paciente)}{ACT + 1}$$

En donde Na infusión son los mEq de sodio de la solución escogida, Na paciente es el sodio sérico del paciente y ACT es el agua corporal total, siendo la verdadera utilidad de esta fórmula el poder estimar cuantos meq de sodio se incrementarán en plasma con la utilización de dicha solución a infundir. (3)

EJEMPLO

Mujer de 80 años, pesa 47kg, Na sérico 112 mEq/l, solución a infundir Cloruro de Sodio al 3% (513 mEq/l).

$$\frac{513\ mEq - 112\ mEq}{23 + 1} = 16.7\ mEq/l \quad \frac{5\ mEq/l\ x\ 1}{16.7\ mEq/l} = 0.3\ litros \quad \frac{300\ cc}{12\ horas} = 25cc/h$$

La infusión de 1L de solución, incrementara el sodio sérico en **16.7 mEq/l,** se necesita infundir 5 mEq/l en *12 horas*, es decir se deberá infundir **25cc/h.**

Hiponatremia crónica sintomática

En pacientes con hiponatremia crónica el agua cerebral esta incrementada en un 10% aproximadamente. Un incremento del 10% del sodio sérico (o 10mEq/L) debería ser suficiente para la resolución de los síntomas. Una vez resueltos los síntomas hay que tener cuidado con la corrección exagerada. La corrección por hora no debe exceder 0.5 mEq/L/h ni los 12 mEq/L/día o los 18 mEq/L en 2 días; la meta más apropiada de corrección es aproximadamente 8 mEq/L al día. (3) (6)

En los pacientes que tengan una corrección exagerada o si la osmolaridad de la orina indica que están siendo sobrecorregidos (orina hipotónica) se debe administrar un fluido hipotónico o desmopresina para disminuir las concentraciones de sodio hasta niveles incluso menores al rango normal, y mantener la corrección de sodio dentro de los rangos deseados. (3) (6)

El enfoque terapéutico de la hiponatremia también varía según su volemia:

Hipovolémicos: Iniciar una rápida administración de solución salina isotónica para lograr la restauración del volumen y así conseguir una corrección parcial del sodio, los pacientes deben estar constantemente monitorizados, para evitar la corrección demasiado rápida. Se deben suspender el uso de diuréticos. (3)

Isovolémicos: En hipotiroidismo e insuficiencia de glucocorticoides, el tratamiento hormonal de reemplazo es suficiente para tratar la hiponatremia. El tratamiento de elección para el SIADH es la restricción hídrica 1 L/ día. (3)

Hipervolémicos: El tratamiento debe ser dirigido a la enfermedad subyacente. Como en el caso de falla cardiaca o hepática el objetivo es remover el agua retenida, la terapia de corrección de sodio y la restricción hídrica deben hacerse de manera simultánea para asegurar una corrección oportuna. La solución salina frecuentemente es acompañada con furosemida para lograr un balance negativo de sodio. (3)

PRONÓSTICO

El pronóstico de la hiponatremia es grave cuando hay la presencia de edema cerebral y el síndrome de desmielinización osmótica que puede producir daño cerebral permanente, en ausencia de síntomas severos el pronóstico va a depender de la causa. (6) (7).

Figura 2. Algoritmo diagnóstico de Hiponatremia

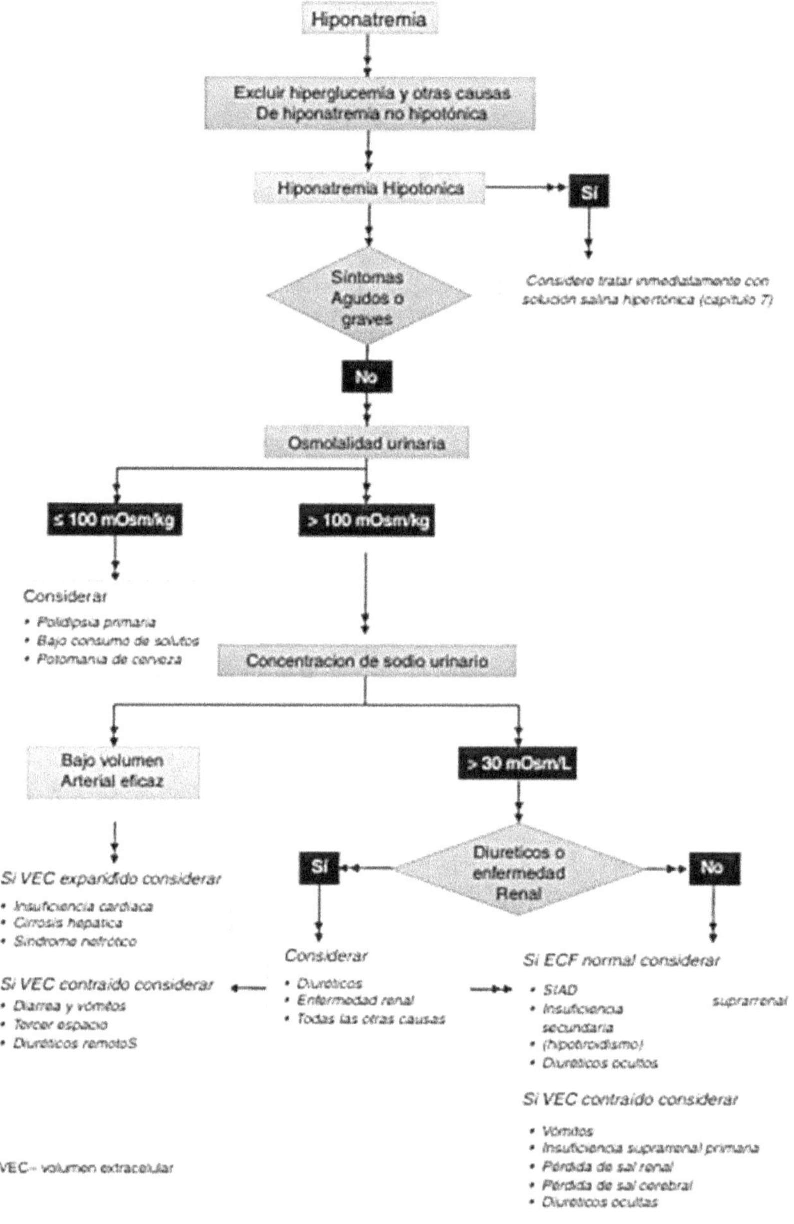

Fuente: Hoorn EJ ZR. Diagnóstico y tratamiento de la hiponatremia: compilación de las guías. Journal of de American Society of Nephrology. 2017 Mayo; 28(5)

HIPERNATREMIA

INTRODUCCIÓN

La hipernatremia refleja una deficiencia de agua corporal total en relación con el contenido total de sodio causada por una ingesta de agua menor que las perdidas. Es menos frecuente que la hiponatremia, sin embargo, tiene una mayor morbimortalidad, el adecuado tratamiento establecido de manera gradual, puede disminuir las complicaciones. (8)

DEFINICIÓN

La hipernatremia es una concentración sérica de sodio >145 mEq/L, que se puede dar por pérdidas de agua y estas pueden ser de: Pérdidas insensibles, pérdidas gastrointestinales, pérdidas renales, pérdidas hipotalámicas; además de sobrecarga de Sodio. (8) (9)

FISIOPATOLOGÍA

El sodio es el principal catión del líquido extracelular y el regulador más importante de la osmolalidad sanguínea. Su concentración normal es de   135 - 145 mEq/L; y su mantenimiento depende de la relación entre el mecanismo de la sed y la concentración de vasopresina. Cuando hay un aumento de la osmolalidad, las neuronas hipotalámicas tienen una disminución en su volumen por causas osmóticas, y como consecuencia de este efecto se estimula la sed y se libera vasopresina para incrementar la ingesta de agua y retención de la misma en el túbulo colector renal y así disminuir la osmolalidad. Si estos mecanismos de regulación, no se realizarán normalmente, se desarrollará un aumento en la concentración del sodio. Al igual que el exceso de aporte de este electrolito o la deshidratación pueden llevar a una hipernatremia. (10)

 Las neuronas son las principales células afectadas por este trastorno, por lo que tienen un mecanismo de adaptación, en un plazo de 48 horas se modifican las concentraciones de osmolitos orgánicos aumentando su ingreso al espacio intracelular, y así aumentar la osmolaridad celular y regular concentraciones con el espacio extracelular. Por esta razón el mayor riesgo de edema cerebral se da en los primeros 2 días (hipernatremia aguda) cuando los mecanismos de amortiguamiento no están debidamente instaurados. (10)

DIAGNÓSTICO

Una buena anamnesis es importante para identificar datos como la ausencia de la sed, principalmente en ancianos, poliuria o causas extrarrenales de pérdida de agua. Además, si hay administración de medicamentos como los diuréticos o líquidos aportados puede ayudar en diagnóstico. (8)

El diagnóstico de hipernatremia debe considerarse junto con el estado de volumen del LEC:

Hipernatremia hipovolémica

Se debe a la pérdida de sodio asociada con una pérdida relativamente mayor de agua del cuerpo. Una de las causas renales de hipernatremia y depleción de volumen, es el tratamiento con diuréticos de asa que inhiben la reabsorción de sodio en la porción de las nefronas encargada de esta función y pueden aumentar la depuración de agua. El glicerol, el manitol y en ocasiones la urea puede causar diuresis osmótica con hipernatremia. (8)

La causa más frecuente de hipernatremia secundaria a diuresis osmótica es la hiperglucemia en los pacientes con diabetes, ya que la glucosa no penetra en las células en ausencia de insulina, la hiperglucemia deshidrata más el compartimento de líquido intracelular (LIC). Los pacientes con nefropatía también pueden ser más susceptibles a desarrollar hipernatremia cuando sus riñones son incapaces de concentrar la orina al máximo. (8)

Hipernatremia normovolémica

La hipernatremia normovolémica es la disminución del agua corporal total con un contenido corporal total de sodio casi normal (deficiencia de agua pura). Las causas extrarrenales de pérdida de agua, como la sudoración excesiva, promueven cierta pérdida de sodio, pero ya que el sudor es hipotónico se puede producir una hipernatremia antes de que se genere una hipovolemia significativa. La deficiencia de agua casi pura también se encuentra en pacientes con **diabetes insípida central** y **nefrogénica**. También se puede encontrar hipernatremia normovolémica en niños con lesiones encefálicas y en adultos mayores con enfermedades crónicas, que se caracteriza por una alteración del mecanismo de la sed. (10)

Hipernatremia hipervolémica

Rara vez la hipernatremia se asocia con una sobrecarga de volumen. En este caso se debe a un aumento significativo de la ingesta de sodio asociado con un acceso limitado al agua. La hipernatremia también puede ser secundaria a la administración de solución salina hipertónica o de una fórmula para hiperalimentación incorrecta. Además, es importante identificar si hay administración de esteroides o ingesta excesiva de sodio oral o intravenoso; Identificar desordenes predisponentes del sistema nervioso central (SNC), como trauma de cráneo, meningitis, encefalitis. (8)

Hipernatremia en adultos mayores

En los adultos mayores la hipernatremia es frecuente, en especial en pacientes operados y en los que reciben alimentación por sonda o nutrición parenteral. Otros factores contribuyentes pueden ser los siguientes:

- Dependencia de otras personas para obtener agua
- Compromiso del mecanismo de la sed
- Compromiso de la capacidad de concentración renal (debido al consumo de diuréticos, a un trastorno en la secreción de vasopresina o a una pérdida de nefronas asociada con el envejecimiento u otra nefropatía).
- Compromiso de la síntesis de angiotensina II (que puede contribuir directamente a la alteración del mecanismo de la sed). (8)

TRATAMIENTO

Primero se debe establecer la causa principal para así poder corregir la hipernatremia, la corrección tiene que ser gradual para evitar el desarrollo de edema cerebral. Esto se consigue evitando exceder la corrección diaria de 10 mEq/día en casos de hipernatremia crónica o de duración desconocida; si es hipernatremia aguda, la corrección será de 0,5 a 1 mEq/hr utilizando soluciones glucosadas, evitando el desarrollo de hiperglicemia ya que la diuresis osmótica concomitante puede empeorar la hipernatremia. (10)

Se pueden utilizar soluciones salinas hipotónicas para la corrección mediante la fórmula de Adrogué Madias para calcular el ritmo ideal de rehidratación:

> Corrección del Deficit de Agua: (Sodio actual/Sodio deseado) – 1 x ACT

EJEMPLO

Hombre de 76 años, pesa 60 kg, Na sérico 160 mEq/l.

$$(116mEq/140mEq-1) \times 36 = 3,7\,lt$$

El sodio deseado es de *140 mEq/l*, el ACT = *0,6 x peso corporal(kg)*.
Al déficit calculado se debe añadir las perdidas mínimas diarias de agua, que son entre 1.500 – 2.000 ml/día.
En una persona de 60kg = *30 – 35 ml/kg/día = 1800 ml/día*
    Total, de Agua = 1800 + 3700 = 5500 ml
Las primeras 24 horas se administra 2750 ml/día que equivale a 114 ml/h.
En las 48 horas siguientes se administra 2750 ml/día que equivale a 57 ml/h.

Con esta fórmula se calcula la disminución de la concentración de sodio por cada litro infundido. La velocidad de infusión debe ser de 4-6 horas, para evitar superar el límite recomendado de 10 mEq/día. (10)

Figura 3. Algoritmo diagnóstico de Hipernatremia

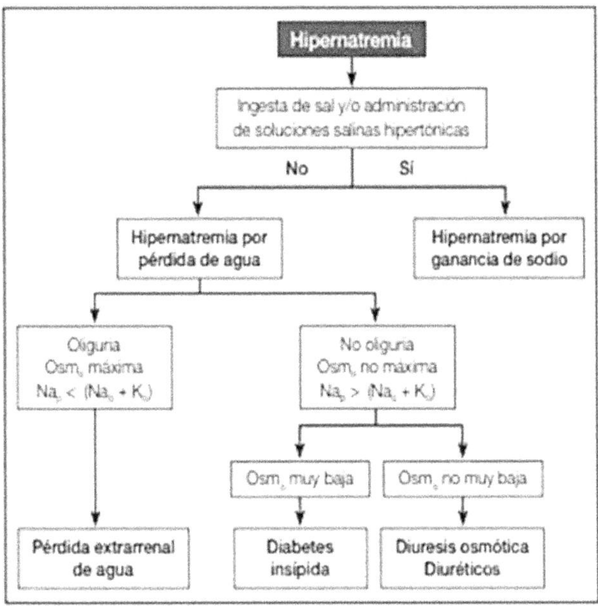

Fuente: Dr. Juan Humberto. Diagnóstico y Tratamiento de Hipernatremia en el Adulto Salud CNdETe, editor. México; 2013.

BIBLIOGRAFÍA

1. Goce Spasovskia. Guía de práctica clínica sobre el diagnóstico y tratamiento de la hiponatremia. Revista de la Sociedad Española de Nefrología. 2017 Julio-Agosto; 37(4).

2. J. Merino Romeroa. Un paciente con hiponatremia. Elsevier. 2000 septiembre; 36(5).

3. Castellanos. L. Revisión Hiponatremia. Revista Scielo. 2016 octubre-diciembre; 16(4).

4. Dr. Raúl Carrillo Esper. Vasopresina: una nueva alternativa terapéutica en el enfermo grave. revista de la Asociación Mexicana de Medicina Critica y Terapia Intensiva. 2003 Septiembre - Octubre; XVII(5).

5. Domínguez JAV. BIOSINTESIS DE LA ALDOSTERONA Y SUS EFECTOS EN VENTRÍCULO IZQUIERDO EN LOS INDIVIDUOS CON INSUFICIENCIA RENAL CRÓNICA. ENCUENTROS EN LA BIOLOGÍA. ; 3(130).

6. Hoorn EJ ZR. Diagnóstico y tratamiento de la hiponatremia: compilación de las guías. Journal of de American Society of Nephrology. 2017 Mayo; 28(5).

7. Dres. Yeong-Hau H. Lien JIS. Actualización en Hiponatremia. IntraMed. 2007 Agosto; 120(8).

8. James L. Lewis I. HIPERNATREMIA. Manual MSD para profesionales. 2018 Marzo.

9. Humberto. DJ. Diagnóstico y Tratamiento de Hipernatremia en el Adulto Salud CNdETe, editor. México; 2013.

10. Muñoz LP. HIPERNATREMIA: FISIOPATOLOGÍA, DIAGNÓSTICO Y TRATAMIENTO. REVISTA MEDICA DE COSTA RICA Y CENTROAMÉRICA. 2015; 617.

TRASTORNOS DEL METABOLISMO DEL POTASIO (K)

Villarreal Zambrano Andrea Stefania

HIPOKALEMIA E HIPERKALEMIA

INTRODUCCIÓN

El conocimiento de la concentración y función de los diferentes electrolitos en el cuerpo es de gran interés médico, para mantener la homeostasis y reconocer las diferentes patologías.

Los electrolitos de mayor interés son el sodio (Na+) y el potasio (K+) en el espacio extracelular e intracelular respectivamente. El Potasio es el catión intracelular esencial para generar el **potencial eléctrico transmembrana**, se encuentra en diferentes concentraciones en el organismo, **98% es intracelular especialmente en el tejido muscular estriado**, en menor cantidad en hígado, hueso, piel y hematíes; únicamente el 2% está a nivel extracelular, siendo su concentración normal en plasma de 3,5-5 mEq/l. (1)

Su concentración varía de acuerdo algunos estados fisiológicos, siendo mayor en recién nacidos y prematuros, también se ve influenciado por la edad aumenta en jóvenes y en el sexo masculino, igualmente es proporcional a la masa muscular. (1)

El balance corporal del potasio varía según la edad, siendo positivo en los niños el cual es necesario por el desarrollo y en los adultos un balance neutro excepto en periodos de anabolismo. (3)

El equilibrio del potasio depende de la cantidad ingerida y excretada, regulado por tres procesos principales. (2)

- Ingesta
- Distribución transcelular
- Eliminación renal

INGESTA

Mediante la dieta se ingiere cerca del 90% del potasio, a nivel del intestino delgado se absorbe su mayor parte, el cual es eliminado principalmente por el riñón en un 80% en la orina, 15% mediante las heces y el 5% a través del sudor. (1)

El requerimiento diario de potasio es de 40-50 mEq, correspondiente a 1.600-2.000 mg, todo el potasio absorbido debe ser excretado a nivel renal, proceso que se lleva a cabo   alrededor de 6-8 horas. (1)

Entre los alimentos con alto contenido de potasio encontramos frutas como el banano, melón, naranja, kiwi, mango, papaya, granada, fruta deshidratada, higos secos, verduras como aguacate, brócoli, tomate, verduras hojas verdes, frejol, lenteja, y entre otros leche, yogurt, nueces, semilla, salvado, chocolate, granola. (4)

DISTRIBUCIÓN TRANSCELULAR

La distribución del catión potasio entre el medio intra y extracelular depende de la bomba sodio-potasio-ATPasa (Na+/K+-ATPasa) la cual transporta el potasio dentro de la célula y el sodio hacia fuera en una relación 3:2. (1)

Otros elementos también pueden influir en su distribución entre ellos algunas hormonas y fármacos como la insulina, los agonistas a y b-adrenérgicos, la aldosterona y el equilibrio ácido-básico, también interviene la osmolalidad plasmática y la lisis celular que genera la liberación de potasio al espacio extracelular. (1)

Insulina: Estimula la entrada rápida del potasio al interior de la célula, mediante la bomba Na+/K+-ATPasa, siendo independiente del transporte de glucosa, la perfusión de insulina más glucosa (prevenir la hipoglucemia) es una medida terapéutica en el manejo de la hiperpotasemia. (1)

Al disminuir la secreción de insulina la somatostatina interviene también en los niveles de potasio. (3)

Actividad adrenérgica: Algunos fármacos como los agonistas b-adrenérgicos, entre ellos el salbutamol, activan la adenilciclasa e incrementan el AMP cíclico intracelular, el que estimula la bomba Na+/K+-ATPasa eleva la captación de potasio por la célula. Tanto la activación de los receptores b2-adrenérgicos previene la hiperpotasemia por ejemplo en el ejercicio o en proceso de estrés con la liberación de adrenalina, como la inhibición b2-adrenérgica disminuye la captación intracelular por ejemplo con fármacos b-bloqueantes de potasio. (1)

ELIMINACIÓN

Entre los elementos que se encargan de la excreción del potasio se encuentran la aldosterona, el flujo tubular distal y aporte distal de sodio, la concentración plasmática de potasio, el pH sistémico, la carga distal de aniones no reabsorbibles y la vasopresina. (1)

En el riñón es el órgano principal que se encarga de regular la excreción y reabsorción del potasio, la eliminación urinaria es aproximadamente de 1 mEq/kg; en la nefrona el potasio se filtra libremente en el glomérulo del cual el 70% se reabsorbe de manera pasiva en el túbulo proximal, el 25 % se reabsorbe mediante el transportador Na-K-Cl en la porción ascendente del asa de Henle, el 5% restante alcanza la nefrona distal, a nivel del túbulo distal y colector se secreta el K a través de mecanismo que regula la perdida urinaria de potasio. (3)

La secreción distal de potasio es proporcional a su cantidad y nivel en plasma, además, existen diversos factores que también la favorecen, entre ellas el aumento del volumen urinario, incremento de Na en la nefrona distal, hiperaldosteronismo y la presencia de aniones poco absorbibles como bicarbonato, también factores externos varían la eliminación por ejemplo en el tratamiento diurético. (3)

En el neonato existe una "hiperpotasemia fisiológica", causada por la resistencia tubular del riñón inmaduro a la aldosterona, resultado de la adaptación a mayor demanda de potasio por el organismo en desarrollo, mayor en el gran prematuro. (3)

Aldosterona: Interviene en la entrada y excreción renal de potasio, por lo tanto, altos niveles de aldosterona como en el hiperaldosteronismo primario causa hipopotasemia, mientras que una disminución como en la enfermedad de Addison genera hiperpotasemia. (1)

Cambios en el pH: Los cambios del Ph en tanto a la acidez y a la alcalinidad genera cambios en la concentración plasmática de potasio, la acidosis metabólica se asocia con hiperpotasemia y la alcalosis con hipopotasemia. (2)

Hiperosmolaridad: Un incremento en la osmolaridad del espacio extracelular como sucede en la hiperglucemia grave o en la administración de manitol, genera una excreción pasiva del potasio de la célula causado por la salida conjunta de líquido del espacio intracelular al extracelular también llamado arrastre por solvente. (2)

EXPLORACIÓN FUNCIONAL DE LA EXCRECIÓN RENAL DE POTASIO

- Cuantificación del K urinario
    - Representa la excreción diaria de K, en adulto lo normal va de 50-100 mEq/d, expresada en mEq/L multiplicada por el volumen urinario,
- Porcentaje de excreción fraccional de K
    - Equivale a la proporción del potasio filtrado que se elimina en la orina, con una filtración glomerular normal es del 10-20%,
- Gradiente transtubular de K
    - Es un indicador semi-cuantitativo de la secreción de k, refleja la actividad de la aldosterona a nivel tubular.

FUNCIONES DEL POTASIO

Regula varias funciones celulares, entre ellas

- Síntesis de proteínas y glucógeno
- Regular el volumen celular
- Regula el pH intracelular
- Actividad de varias enzimas

Interfiere en los cambios del potencial de membrana de reposo y generar el potencial de acción, indispensable para la función neural y muscular. (2)

Existen dos trastornos del metabolismo del potasio que nos llevan a la hipopotasemia y al otro extremo la hiperpotasemia, dichos cambios generan alteraciones en la potencial transmembrana, causando diferentes cuadros clínicos, siendo el sistema cardiovascular el presentar manifestaciones graves.

HIPOPOTASEMIA

Se define hipopotasemia cuando la concentración de potasio en plasma es inferior a 3,5 mEq/L, frecuentemente está asociado con morbimortalidad cardiaca, por lo tanto, identificar la causa e iniciar tratamiento debe realizarse con la mayor brevedad. (3)

ETIOLOGÍA

La causa habitual para la depleción de potasio se debe a la gran perdida por vía digestiva o renal; la eliminación excesiva de potasio por la piel es menos común, se presenta en pacientes con fibrosis quística; el déficit por ingesta insuficiente es raro. También la concentración plasmática de K puede disminuir por variaciones en su distribución intra y extracelular. (3)

En adultos los cuadros de hipopotasemia asociado con alcalosis metabólica son secundarios a cuadros de vómitos y drenaje nasogástrico, en los niños la primera causa se debe a cuadros de diarrea en cambio esta se asocia a acidosis metabólica. (3)

La disminución de volumen en ambos casos provoca un hiperaldosteronismo que aumenta las pérdidas renales, agravando la hipopotasemia; también el aumento de sodio en la nefrona distal genera una perdida excesiva de potasio en la orina. (3)

De manera general las causas las podemos dividir en las siguientes:

- Hipopotasemia por redistribución
- Hipopotasemia por reducción del potasio corporal
- Pseudohipotasemia (5)

Hipopotasemia por redistribución

Los factores que incrementan la relación intracelular/extracelular de K son:

Alcalosis: Por cada incremento de 0,1 unidades del pH. Disminuye 0,6 mEq/l de potasio

Exceso de insulina

Actividad beta adrenérgica

Otros: Hipotermia, Parálisis periódica hipopotasémica, Delirium tremens, Aumento en la producción de células sanguíneas. (5)

Hipopotasemia por reducción del potasio corporal

Por reducción de aporte: Genera hipokalemias leves o moderadas, excepto en situaciones como anorexia, pacientes con inadecuada y prolongada reposición hidroelectrolítica. (5)

Por incremento de las pérdidas: Existen dos tipos las pérdidas renales y las extra renales

- **Perdidas renales:**

    Se debe conocer el estado ácido base, lo cual nos permite dividir las perdidas renales en tres grupos:

    - Sensibles al Cloro (Cl urinario < 10), hipokalemia secundaria a grave disminución de cloro, persiste hasta que se corrige la depleción de Cloro
    - Aumento de los niveles de Sodio en la nefrona, se intercambia con H y K, esto generado por el uso de diuréticos de asa o tiazídicos, los vómitos, la succión nasogástrica, uso de laxantes y sudoración copiosa
    - Resistencia del Cloro (Cl urinario > 10), relacionado con un aumento de la actividad mineralocorticoide.(5)

    Acidosis Metabólica: con *anión gap normal* como: acidosis tubular renal distal y proximal, tratamiento con inhibidores de la anhidrasa carbónica, y también, con *anión gap aumentado* como en la cetoacidosis diabética. (5)

<u>Sin influencia del estado Ácido-Base</u>: La disminución de los niveles de Magnesio causa mayor eliminación urinaria de potasio, si no se corrige la hipomagnesemia no se corregirán los niveles de K. (5)

- **Perdidas extra renales:**

  - Diarrea: Se produce perdida de potasio y bicarbonato generando una hipokalemia más acidosis metabólica hiperclorémica, también presente en fístulas enterales, sigmoidectomía ureteral
  - Vómitos: Asociado a alcalosis metabólica moderada
  - Laxantes: perdida de K sin alteración del bicarbonato.
  - Sudoración profusa. (5)

Pseudohiperpotasemia

Presente en recuentos leucocitarios mayores a 100 - 250 000 /mm³. (3)

CUADRO CLÍNICO

Generalmente cursa con un cuadro asintomático, se detecta mediante exámenes de laboratorio, en pacientes con enfermedad cardiaca subyacente se eleva el riesgo de arritmias, de igual manera también potencia la capacidad arritmogena de la digoxina. (3)

Se presenta con debilidad generalizada, cansancio, estreñimiento, mientras mayor es la hipokalemia se presenta cuadro de parálisis ascendente que puede afectar los músculos respiratorios llevando a la hipoventilación y parálisis respiratoria; cuando la depleción de potasio es severa puede desencadenar en rabdomiólisis, la cual se presenta con dolor e inflamación muscular. (6)

La depleción de potasio lleva a un aumento de la producción de amoníaco y al aumento de la reabsorción de bicarbonato, generando una alcalosis metabólica. Cuadros de hipopotasemia prolongada conduce a alteraciones de la capacidad de concentración urinaria, nefropatía hipocaliémica, y al aumento de la presión arterial. (6)

Clasificación de hipopotasemia

- Leve: 3,1-3,4 mEq/l
- Moderado: 2,6-3 mEq/l
- Severo: 2,5- 2,1 mEq/l
- Crítica: ≤ 2 mEq/l (8)

MANIFESTACIONES CLÍNICAS

	LEVE	MODERADA/SEVERA	CRÍTICA
MANIFESTACIÓN CLÍNICA	Asintomática	Arritmias Necrosis muscular Hipotonía Constipación	Arritmias potencialmente fatales Parálisis muscular

Fuente: Hipokalemias En El Paciente Crítico. Revista "Cuadernos" Vol. 58(2), 2017, pag (50-58)

La hipopotasemia severa se manifiesta con alteraciones cardiovasculares, neuromusculares, de la función renal y del metabolismo:

- Debilidad muscular hasta parálisis flácida del músculo esquelético
- Calambres, parestesias e hiporreflexia
- Astenia, debilidad muscular profunda e insuficiencia respiratoria
- Fatiga, mialgia y debilidad de extremidades
- Rabdomiólisis
- Íleo paralítico
- Arritmias cardiacas
- Alteración de la capacidad de concentración urinaria, poliuria y polidipsia. por resistencia a la ADH
- Alteración en la reabsorción de magnesio y cloruro de sodio
- Diabetes insípida nefrogénica por resistencia a la ADH
- Enfermedad túbulo–intersticial medular
- Alcalosis metabólica por aumento de la eliminación del H+, reabsorción del bicarbonato y síntesis de amoniaco
- Resistencia a la insulina y descenso en la liberación de la misma
- Intolerancia a la glucosa
- Predisposición a la intoxicación por digitálicos. (5)

Manifestaciones en el Electrocardiograma:

Las principales alteraciones en el electrocardiograma se dan a nivel del segmento ST, de la onda T y de la onda U, los cuales pueden variar según la gravedad de la hipopotasemia, si es leve con niveles de K entre 3 y 3.5 mEq/L no encontramos cambios significativos.

Si la hipopotasemia es moderada con niveles menores a 3 mEq/L se evidencia descenso del segmento ST con aplanamiento de la onda T y aumento de amplitud de la onda U.

Gráfico 1: Manifestaciones electrocardiográficas de hipopotasemia moderada

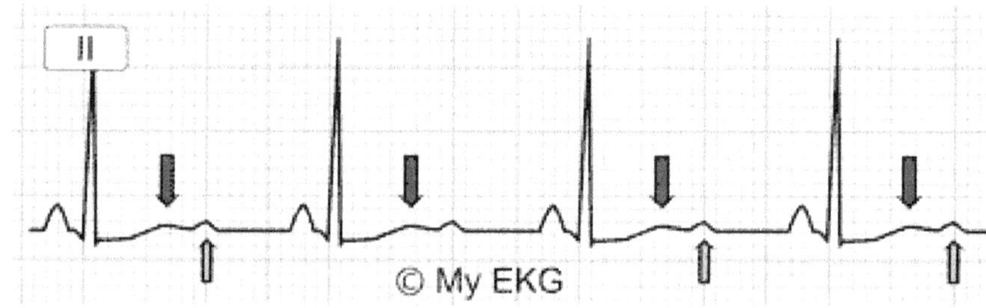

Hipopotasemia moderada:
Descenso del ST, ondas T aplanadas (rojo), ondas U prominentes (naranja).

Fuente: Hipopotasemia en el Electrocardiograma. My-ekg.com.

En niveles de hipopotasemia severa se presentan un mayor descenso del segmento ST, la onda T se torna negativa y la onda U se vuelve más prominente.

Gráfico 2: Manifestaciones electrocardiográficas de hipopotasemia severa

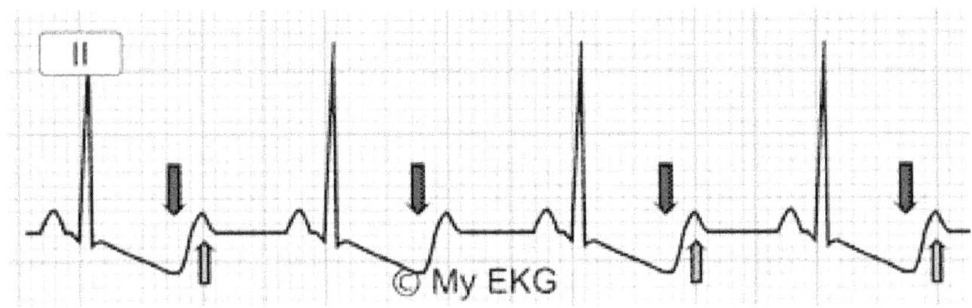

Hipopotasemia severa:
Descenso del ST, ondas T negativas (rojo), ondas U prominentes (naranja).

Fuente: Hipopotasemia en el Electrocardiograma. My-ekg.com.

Las cambios en el segmento ST y de la onda T pueden simular un síndrome coronario agudo sin elevación del ST o una intoxicación digitálica (cubeta digitálica).

Los niveles bajos de K pueden provocar extrasístoles auriculares y ventriculares, taquicardias auriculares ectópicas y distintos grados de bloqueos AV.

Entre las arritmias asociadas se encuentran arritmias ventriculares incluida torsade de pointes. (5)

DIAGNÓSTICO

1. Evaluar sintomatología en pacientes con niveles de K< 3.5 mEq/l
2. Valorar factores de riesgo y antecedentes familiares.
3. Realizar electrocardiograma en pacientes de riesgo y con K < 2,5 mEq/l
4. Identificar la ingesta de fármacos, abuso de laxantes, enemas o diuréticos
5. Determinar electrolitos, urea, creatinina tanto en sangre como en orina, al igual que una gasometría y glicemia
6. Cuantificar el K urinario: < 10 mEq/l excluye pérdida renal, > 10 mEq/l confirma pérdidas renales. (3)

TRATAMIENTO

Para la reposición de potasio se debe valorar su déficit, un descenso de los niveles séricos de potasio de 0.3 mmol/L indica un déficit corporal total de 100 mmol. (6)

La reposición de K por vía intravenosa debe administrarse de preferencia de manera diluida en suero de solución salina en una concentración no > 40 mEq/l a una velocidad que no exceda los 20 mEq/h, ya que se pueden presentar complicaciones como: la hiperkalemia, dolor y flebitis en vena periférica, la administración por vía oral puede presentar úlcera gástrica, náusea, vómito, malestar abdominal, hemorragia gastrointestinal, flatulencia y diarrea. (3)(6)

Se administra sales de potasio, utilizar la vía oral siempre que sea posible como: sales de gluconato o citrato, si no es posible se debe utilizar vía intravenosa el cloruro de potasio. (5)

La reposición por vía oral con sales de potasio (jarabe), por cada 5 ml contiene 5 g. que equivale a 7 mEq de aporte. (5)

La vía intravenosa se considera como prioritaria en:

- Intolerancia a la vía oral
- Sospecha de íleo paralítico
- Hipokalemia severa (<2.5 mEq/l)
- Presencia de arritmia cardiaca, infarto agudo de miocardio o digitalización

Si la causa de la depleción de K es dada por trastornos endocrinos, el tratamiento es la corrección de la enfermedad de base, como en el caso del hiperaldosteronismo primario el tratamiento es la espironolactona. (5)

Fórmula para calcular el déficit de potasio:

$$Déficit\ de\ potasio = k + normal - k + actual\ x\ 0.4\ x\ kg\ peso\ corporal$$

Esta fórmula nos permite valorar el grado de depleción de K y la urgencia en la reposición. Para la reposición podemos ayudarnos de la siguiente fórmula:

$$Tratamiento\ de\ la\ hipokalemia = K + ideal - K + real\ x\ 0.4\ x\ kg. + \frac{Requerimiento\ basal}{24\ horas}$$

Se debe añadir a las pérdidas estimadas, las pérdidas que se puedan generar durante la reposición, al igual que las necesidades basales diarias. (5)

El método estándar para la reposición intravenosa de K+ se basa en diluir 20 mEq de K+ en 100 ml de solución salina isotónica y perfundir en 1 hora. Se debe evitar la   hiperventilación y el uso conjunto de bicarbonato, beta 2 agonistas o insulina. Si la hipokalemia se presenta con acidosis, el déficit de K debe corregirse antes que la acidosis, si en su lugar se acompaña de alcalosis metabólica se debe emplear cloruro potásico para corregir el déficit de Cl. (3)(5)

HIPOPOTASEMIA ASINTOMÁTICA O CON SÍNTOMAS LEVES

Se prefiere la vía enteral para el tratamiento siempre que sea posible, con potasio sérico >3 mEq/l, en algunos casos es suficiente recomendar alimentos ricos en K, cubriendo las necesidades basales (1-2 mEq/kg/día) más el déficit previo y las pérdidas concurrentes (aproximadamente 4-8 mEq/kg/día). (9)

Se pueden administrar dosis de 1- 1.5 mEq/kg/dosis de Cl K (máximo 40 mEq/dosis) cada 4 a 6 horas según se requiera. (9)

Si la hipopotasemia se asocia a alcalosis metabólica asociada a un déficit de cloruros e hidrogeniones (síndrome pilórico), se puede utilizar para su reposición cloruro de sodio junto con cloruro de potasio, si se asocia a acidosis metabólica (diarreas crónicas, con pérdida de bases por tubo digestivo) la reposición se realiza con bicarbonato de potasio o Gluconato de potasio. (9)

HIPOPOTASEMIA CON SÍNTOMAS SEVEROS O CRÍTICA (≤ 2 mEq/l)

La dosis para la corrección por vía endovenosa rápida en hipopotasemias sintomáticas es de 0,5 a 1 mEq/kg/dosis, a un flujo entre 0,25-0,5 mEq/kg/hora.

- o   Vía periférica: recomendada 40 mEq/l; máxima 60 mEq/l.

- o   Vía central: recomendada 80 mEq/l; máxima 200 mEq/l.

La velocidad de infusión respetando los flujos máximos: si es corrección lenta a ≤ 0,25 mEq/kg/hora y por corrección rápida a > 0,25 y < 0,5 mEq/kg/hora. (9)

Se requiere monitoreo cardíaco continuo en las siguientes situaciones:

- Hipopotasemia moderada sintomática
- Hipopotasemia severa y crítica
- Infusión de potasio con flujo ≥ 0,25 mEq/kg/hora ó ≥ 10 mEq/hora
- Concentración ≥ 80 mEq/l. (9)

HIPERPOTASEMIA

Se define hiperpotasemia a la concentración en plasma de K es mayor a 5 mEq/L, por su capacidad de causar alteraciones cardiacas, se considera un cuadro emergente. (3)

- Leve: 5 – 6 mEq/L
- Moderada: 6.1 – 7 mEq/L
- Severa: > 7.1 mEq/L

La pseudohiperkalemia es la presencia de niveles altos de K en suero resultante de una fuga de potasio de los glóbulos rojos en la sangre extraída, desencadenada por hemólisis posterior a la toma de la muestra o por una flebotomía traumática, no evidencia cambios electrocardiográficos. (6)

La hiperkalemia es poco común, su prevalencia aumenta por el uso de fármacos que la favorecen (IECAs, espironolactona, AINEs, betabloqueantes) y enfermedades renales, especialmente en los adultos mayores. (7)

Generalmente cursa con un cuadro asintomático y se diagnostica mediante pruebas de laboratorio, la gravedad de los síntomas son directamente proporcionales a los niveles de K en suero, en hiperpotasemia grave encontramos debilidad generalizada, parálisis, disminución o pérdida de reflejos profundos y arritmias cardiacas (palpitaciones, síncopes), incluyendo paro cardiaco y muerte súbita. (6)

CAUSAS

- Hiperpotasemia por redistribución
- Hiperpotasemia por incremento del potasio corporal
- Pseudohiperpotasemia

Hiperpotasemia por redistribución

Generado por el movimiento del K desde el espacio intracelular al extracelular, causado por diferentes mecanismos:

Acidosis Metabólica: Ocurre mediante la salida al espacio extracelular del ion K+ en compensación por el flujo de hidrogeniones al interior de la célula, más frecuente con ácidos minerales que con los ácidos orgánicos (acidosis láctica, cetoacidosis), la hiperpotasemia también interfiere con la excreción renal de amonio lo que puede desarrollar acidosis metabólica. (6)(7)

Hiperglucemia y déficit de insulina: La hiperosmolaridad causada por el aumento de glucosa en sangre, conlleva a la salida de potasio al espacio extracelular más el déficit de insulina que disminuye la captación por medio bomba Na/K/ATPasa. (7)

Estímulo beta bloqueantes adrenérgicos: Aumenta la permeabilidad al K en la célula muscular, provoca una hiperpotasemia no significativa

Otros fármacos: Succinilcolina en niveles altos o en politraumatizados/quemados aumenta la permeabilidad del K en la célula muscular; en la intoxicación por digitálicos por inhibición de la bomba Na/K/ATPasa. (7)

Hiperpotasemia por incremento del potasio corporal

Hiperpotasemia por sobreaporte: en pacientes con función renal normal con función normal de la aldosterona es rara la hiperkalemia, más común por la administración intravenosa iatrogénica. (7)

Hiperpotasemia por déficit de excreción renal

- o   Disminución del filtrado glomerular
- o   Deficiencia de la actividad mineralocorticoide
- o   Alteraciones funcionales del túbulo contorneado distal. (6)(7)

Pseudohiperpotasemia

Elevación no real de los niveles de K en plasma, puede estar presente en los siguientes:

- o   Muestra de sangre extraída de área isquémica
- o   Hemólisis de la muestra de sangre
- o   Muestra con celularidad elevada (leucocitosis o trombocitosis)
- o   En ciertas patologías, como la mononucleosis infecciosa en la que los eritrocitos y leucocitos son anormalmente permeables
- o   En radioterapia por la gran lisis celular
- o   En traumatismos   severos con gran destrucción celular. (7)

Para diferenciar si la hiperpotasemia es de origen renal o extra renal se puede realizar una medición de potasio en orina en 24 horas, si es < 20 mmol/24 h junto con cuadro de hiperpotasemia indica que el problema es renal, también, se puede medir la excreción de K utilizando el gradiente transtubular potasio, se calcula de la siguiente manera:

$$Gradiente\ transtubular\ potasio = \frac{(K\ en\ orina\ x\ osmolaridad\ serica)}{K\ serico\ x\ osmolalidad\ urinaria}$$

CLÍNICA

Los principales síntomas se dan a nivel cardiaco y neuromuscular, en hiperkalemia leve el cuadro es asintomático, las manifestaciones se presentan en niveles séricos severos de potasio ≥ 7 mEq/l.

	LEVE/MODERADA	SEVERA
MANIFESTACIÓN CLÍNICA	Debilidad generalizada Fatiga Náuseas Vómitos Cólicos intestinales Diarrea	Arritmias cardíacas potencialmente fatales Parálisis muscular

Fuente: Hiperpotasemia severa en emergencia Manifestaciones clínicas y manejo terapéutico a propósito de tres casos. Scielo.edu.uy. Arch Med Interna 2012; 34(3):91-94

La rapidez con la que se produce la hiperkalemia incide en las manifestaciones, si genera de manera lenta y progresiva las manifestaciones electrocardiográficas son menos marcadas, si el aumento es súbito en los niveles de K pueden causar alteraciones en el electrocardiograma significativas con una hiperkalemia de menor severidad. (10)

En niveles de hiperpotasemia leve con un K entre 5.5 mEq/L y 6.5 mEq/L se relacionan con alteraciones de la repolarización, la más frecuente y de inicio son los cambios en la onda T con amplitud en su onda, se vuelve picuda, estrecha, simétrica, "en tienda de campaña", el intervalo QT puede ser normal o estar acortado.

Gráfico 3: Manifestaciones electrocardiográficas de hiperpotasemia leve

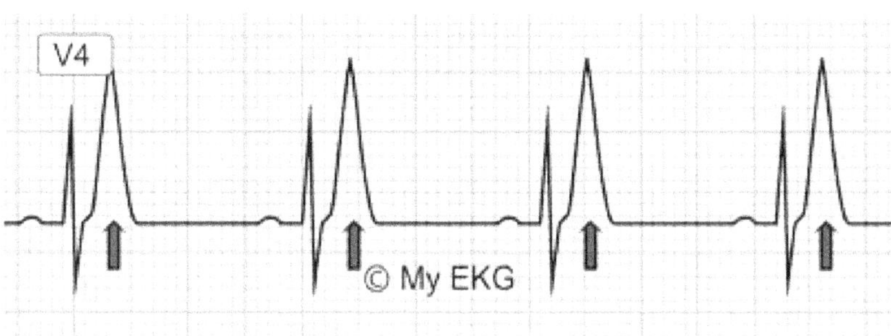

Hiperpotasemia leve: ondas T picudas, simétricas y estrechas.

Fuente: Hipopotasemia en el Electrocardiograma. My-ekg.com.

En la hiperpotasemia moderada con niveles de potasio mayores de 6.5 mEq/L se presenta un aplanamiento de la onda P que se ensancha pudiendo desaparecer, prolongación del Intervalo PR, QRS ancho y ondas T picudas.

Gráfico 4: Manifestaciones electrocardiográficas de hiperpotasemia moderada

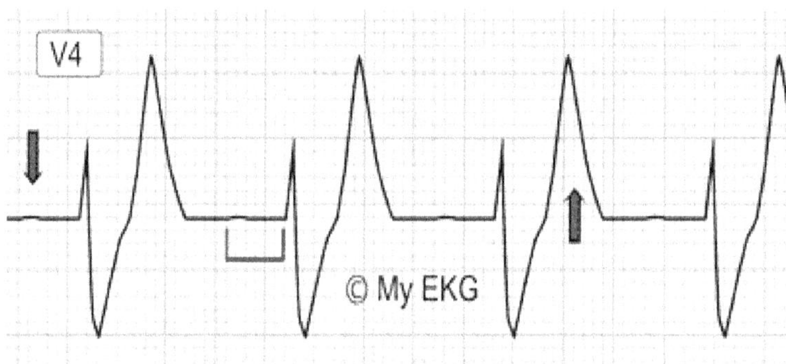

Hiperpotasemia moderada: aplanamiento de la onda P, prolongación del Intervalo PR, QRS ancho y ondas T picudas.

Fuente: Hipopotasemia en el Electrocardiograma. My-ekg.com.

Otros trastornos de conducción pueden presentarse como bloqueos auriculoventriculares de alto grado, alteraciones del nodo sinusal o ritmos de la unión.

Con niveles severos de K > 8.0 mEq/L se presenta con ausencia de onda P, QRS se torna más ancho, disminuye su amplitud y puede continuar con la onda T, desapareciendo el segmento ST, formando una onda ancha sinusoidal.

Gráfico 5: Manifestaciones electrocardiográficas de hiperpotasemia severa

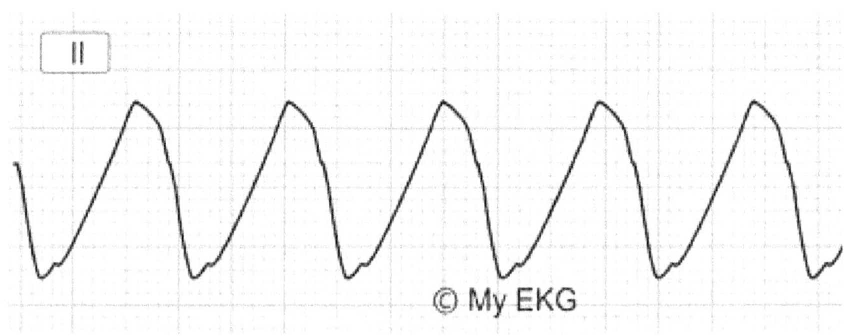

Hiperpotasemia severa: ausencia de onda P, QRS ancho con morfología sinusoidal.

Fuente: Hipopotasemia en el Electrocardiograma. My-ekg.com.

Este ritmo propio de la hiperpotasemia severa, es un signo crítico porque puede preceder a la asistolia o fibrilación ventricular si no recibe tratamiento urgente. (6)

En el electrocardiograma si el aumento de K es leve los cambios se limitan a una onda T picuda, sin embargo, si la hiperkalemia es severa se evidencia prolongación del intervalo PR y QRS, seguido por la pérdida de onda P y ensanchamiento del QRS, si los niveles de potasio siguen aumentando en el ECG presenta una onda sinusoidal seguida de la fibrilación ventricular. (6)

TRATAMIENTO

Los objetivos del tratamiento:

- o Bloquear la toxicidad del potasio en el corazón

     Gluconato de Calcio al 10% por vía venosa periférica o Cloruro de calcio al 5% por vía venosa central en administración lenta intravenosa, se monitorizará al paciente mediante ecg, si los cambios persisten después de 5 minutos repetir la dosis, la duración del efecto es de 30 a 60 minutos.

- o Mejorar la redistribución del potasio al interior de la célula

     Solución glucosa-insulina: la dosis de glucosa es 0,5 g/kg con insulina 0,3 U por cada 3 g de glucosa, se debe preparar una dilución a una proporción dextrosa 10% 500 ml con 10 UI de insulina cristalina-regular por vía intravenosa en 60 minutos, más control de glicemia capilar al finalizar la infusión, o si el paciente presenta síntomas de hipoglicemia

- o Ayudar a la eliminación del exceso de potasio

     Diuréticos: furosemida 40 mg intravenoso con excepción de paciente insuficiente renal o pacientes anúricos

     Sulfato de poliestireno sódico en sorbital de 30 a 60 g vía oral en enema cada 4 a 6 horas

     Diálisis: hemodiálisis es el tratamiento de elección ante una urgencia por hipercalcemia moderada o severa que no responde al manejo clínico o diálisis peritoneal utilizada en pacientes con falla renal crónica que ya era usuario de este sistema dialítico. (6)(7)

También se emplea beta adrenérgicos: el salbutamol puede utilizarse en 10 a 20 mg en 4 ml de solución salina isotónica mediante nebulización durante 10 minutos, y de acuerdo a respuesta clínica se podrá mantener nebulizaciones cada 4- 6 - 8 horas dependiendo de la severidad de hiperkalemia.

Figura1. Algoritmo de hipopotasemia

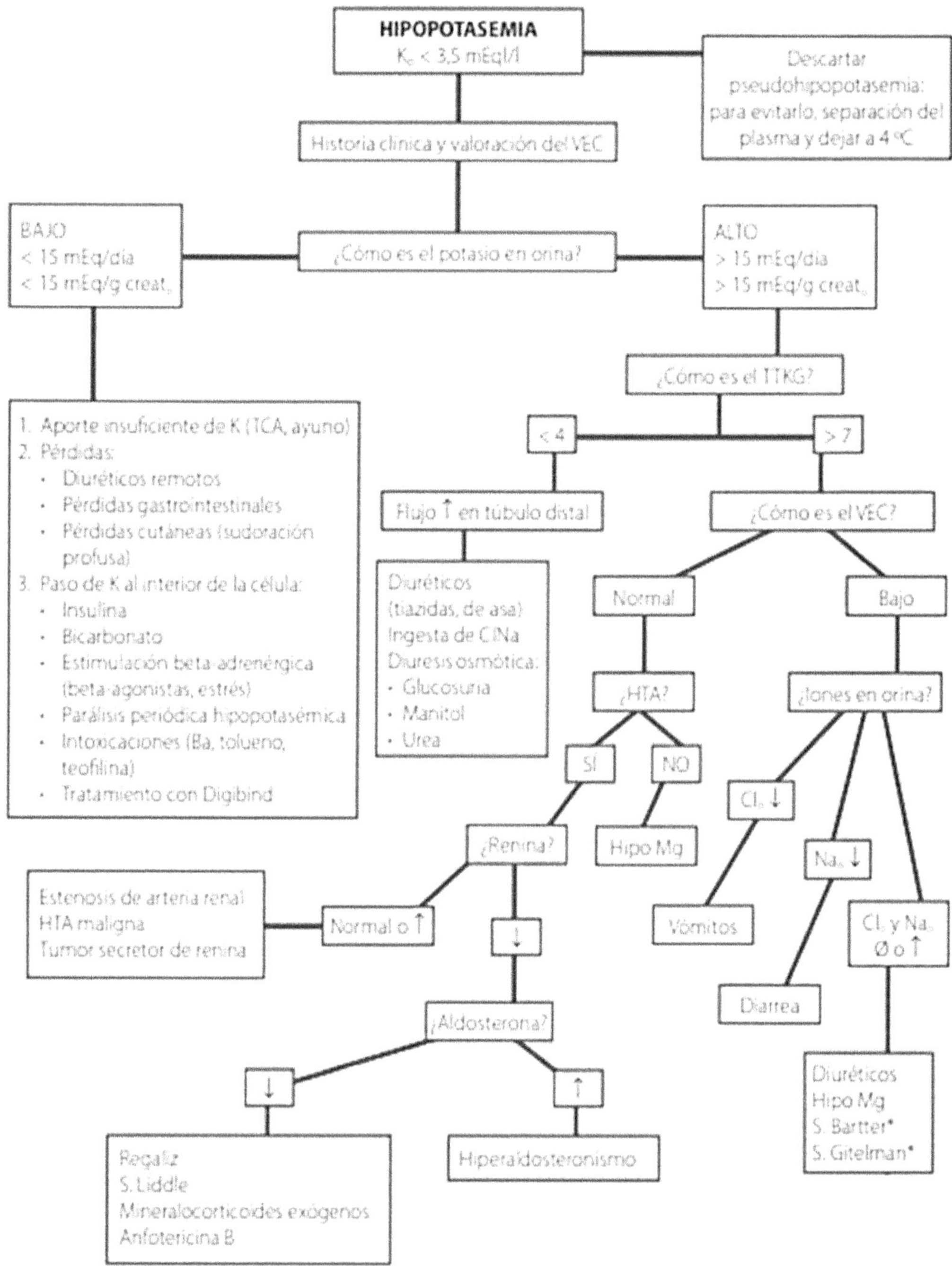

Fuente: Sociedad Española de Nefrología. Algoritmos en Nefrología Trastornos hidroelectrolíticos y del equilibrio ácido-base. Static.elsevier.es. 2011, pag (11 - 19)

Figura 2. Algoritmo de hipopotasemia

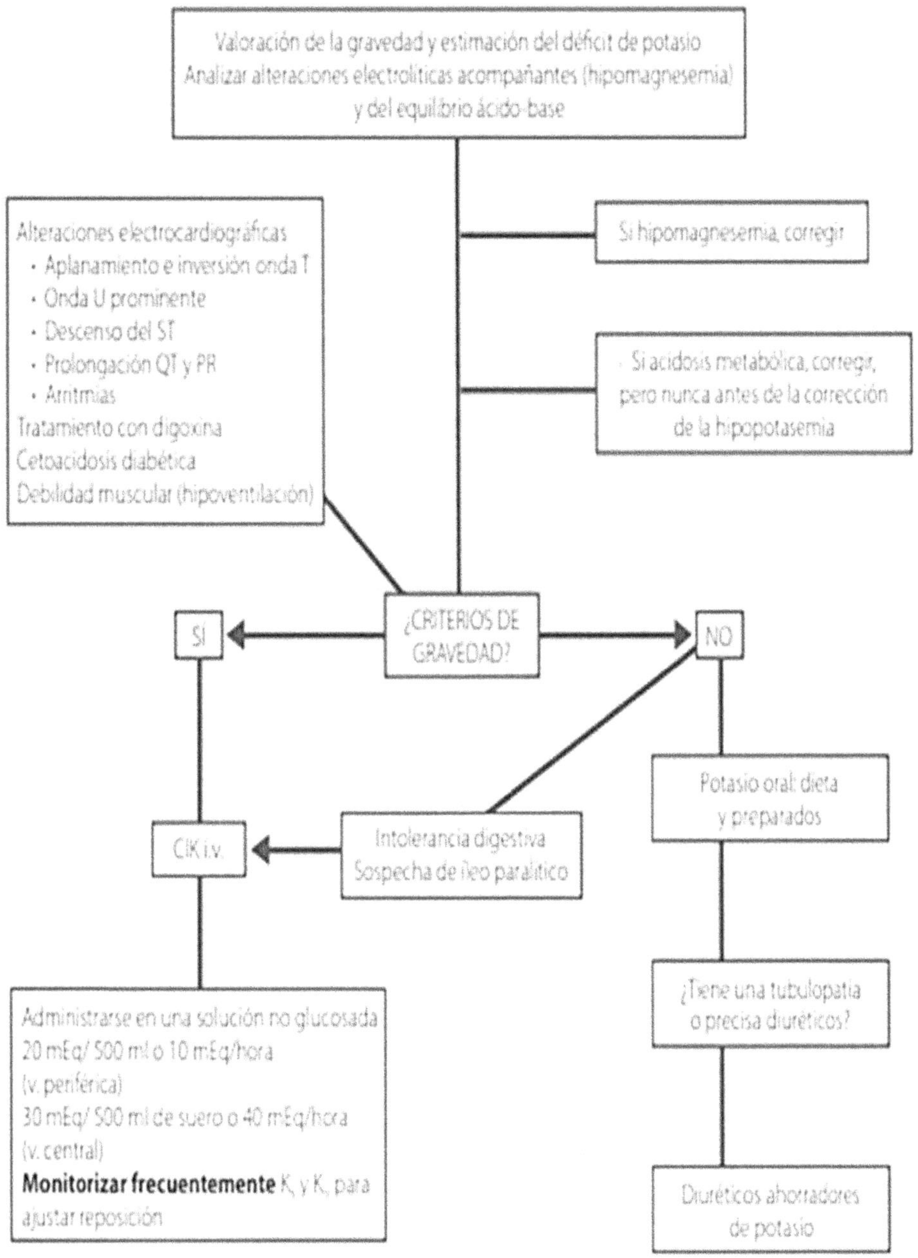

Fuente: Sociedad Española de Nefrología. Algoritmos en Nefrología Trastornos hidroelectrolíticos y del equilibrio ácido-base. Static.elsevier.es. 2011, pag (11 - 19)

Figura 3. Algoritmo de hiperpotasemia

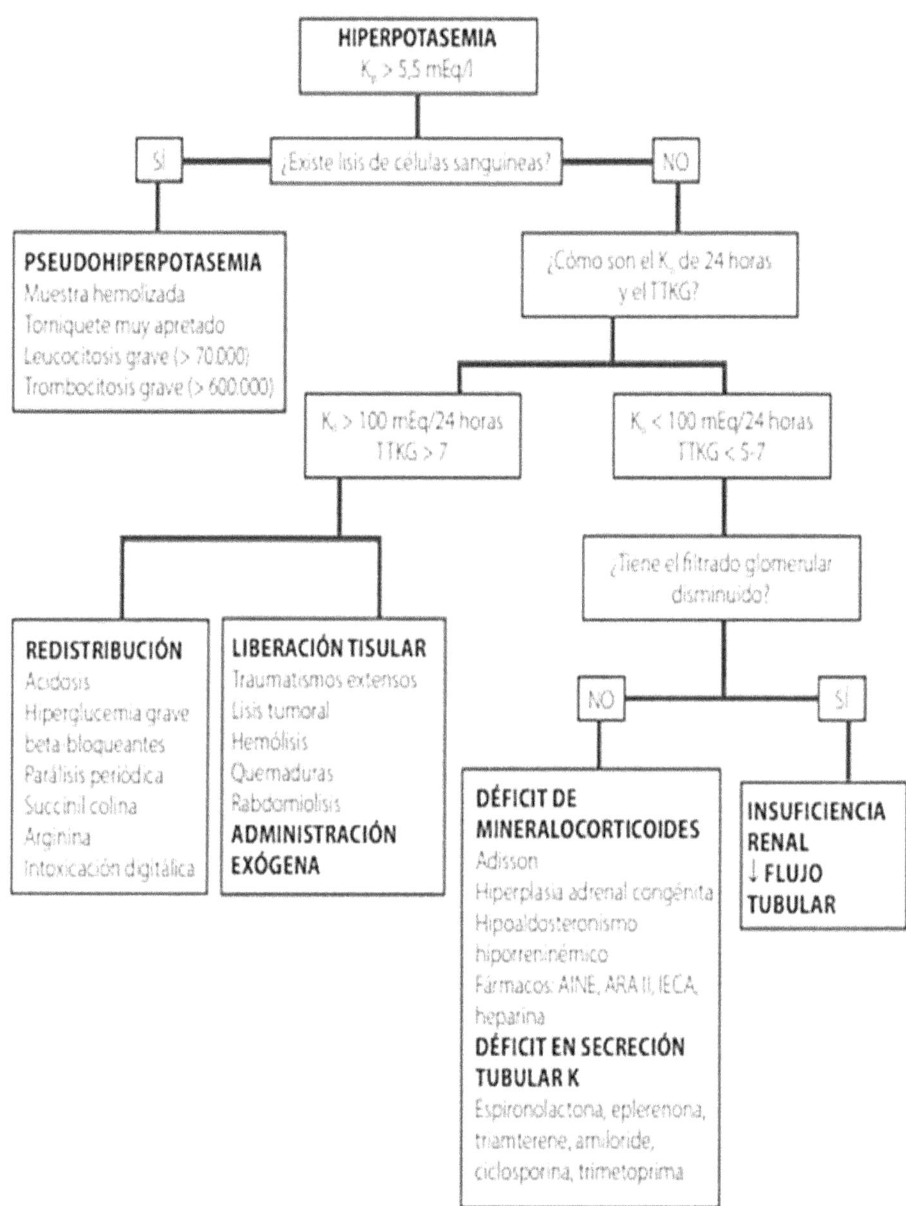

Fuente: Sociedad Española de Nefrología. Algoritmos en Nefrología Trastornos hidroelectrolíticos y del equilibrio ácido-base. Static.elsevier.es. 2011, pag (11 - 19)

Figura 4. Algoritmo hiperpotasemia

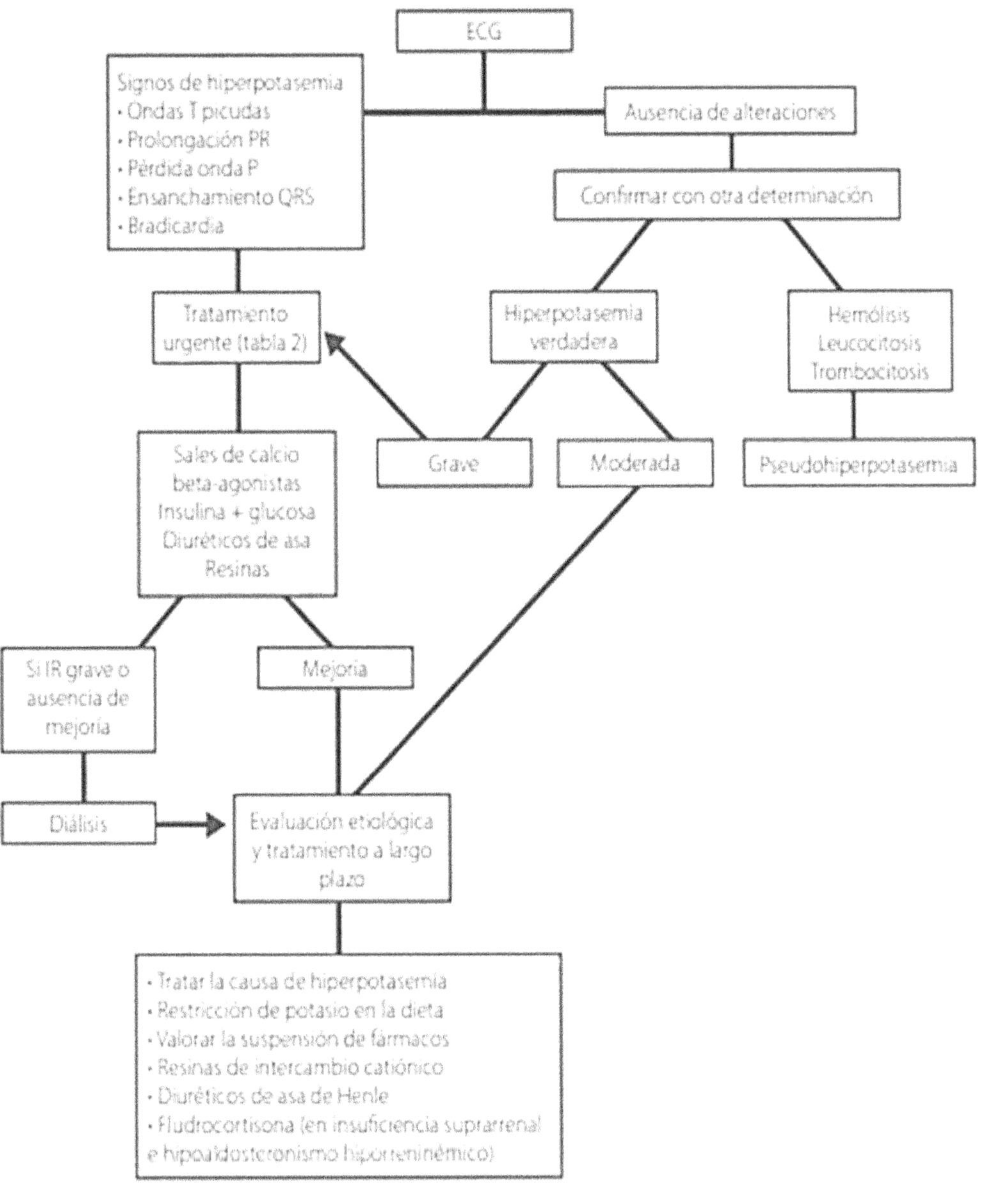

Fuente: Sociedad Española de Nefrología. Algoritmos en Nefrología Trastornos hidroelectrolíticos y del equilibrio ácido-base. Static.elsevier.es. 2011, pag (11 - 19)

Figura 5. Tratamiento

Agente	Dosis y forma de administración	Tratamiento acción inicio/duración	Mecanismo
Sales de calcio Gluconato cálcico al 10%	10 ml en 2-5 min i.v.	5-10 min/30-60 min	Antagoniza el efecto cardiaco de la hiperpotasemia
Betaagonistas Salbutamol	0,5 mg en 100 ml de glucosa al 5% en 15' i.v. 10-20 mg (2-4 cc) en nebulización en 10'	5-8 min/2-3 horas	Desplazamiento de K al interior de la célula
Insulina + glucosa	10 U insulina rápida en 50 g de glucosa (500 ml glucosa al 10% o 50 ml glucosa al 50%) i.v.	15-30 min/6-8 horas	Desplazamiento de K al interior de la célula
Bicarbonato sódico (especialmente si existe acidosis)	Bicarbonato 1/6M 250-500 ml, o 50 cc de 1 M i.v.	30-60 min/6-8 horas	
Quelantes intestinales Poliestirensulfonato cálcico	Oral: 15-50 g/4-6 horas (3-6 cucharadas disueltas en agua) Enema: 30-100 g/4-6 horas (diluidos em 250 ml)	1-2 horas/6-12 horas	Eliminan el potasio del organismo
Diuréticos de asa Furosemida, torasemida	40-200 mg i.v. 10-100 mg i.v. según función renal	30 min/4 horas	Eliminan el potasio del organismo
Diálisis	Hemodiálisis Diálisis peritoneal	Inmediato	

i.v.: por vía intravenosa.

Fuente: Sociedad Española de Nefrología. Algoritmos en Nefrología Trastornos hidroelectrolíticos y del equilibrio ácido-base. Static.elsevier.es. 2011, pag (11 - 19).

BIBLIOGRAFÍA

1. Blanco Santos, A. (2019). | zaqa21 || Homeostasis del potasio. [online] Revista nefrologia.com. Available at: https://www.google.com/url?sa=t&rct=j&q=&esrc=s&source=web&cd=2&cad=rja&uact=8&ved=2ahUKEwj7hM3z9v7nAhVGM6wKHS1EDysQFjABegQICxAH&url=https%3A%2F%2Fwww.revistanefrologia.com%2Findex.php%3Fp%3Drevista%26tipo%3Dpdf-simple%26pii%3DX2659800019000460&usg=AOvVaw2rFr0Sl5qJP8o9ZPhVxSm6 [Accessed 28 Feb. 2020]

2. De Sequera Ortiz, P., Alcazar Arroyo, R. and Albalate Ramon, M. (2019). Trastornos del Potasio | Nefrología al día. [online] Nefrologiaaldia.org. Available at: https://www.nefrologiaaldia.org/es-articulo-trastornos-del-potasio-201 [Accessed 28 Feb. 2020].

3. Ayus, Caramelo and Tejedor, 2008. *Agua, Electrolitos, Equilibrio Acido - Base*. Editorial médica Paramericana, pp.85 - 111.

4. National Kidney Foundation. (2013). Si debe limitar el potasio [Internet]. Kidney.org. [cited 29 February 2020]. Available from: https://www.kidney.org/sites/default/files/NutritionFlyers_SPAN_POTASSIUM.pdf

5.   Vera Carrasco O. HIPOKALEMIAS EN EL PACIENTE CRÍTICO [Internet]. Scielo.org.bo. 2017 [cited 1 March 2020]. Available from: http://www.scielo.org.bo/pdf/chc/v58n2/v58n2_a08.pdf

6.   Duarte Misol D, Cabeza-Morales M, Rolando Romero Rivera H, Alvis Miranda H, Quiroz Charris F. Enfoque para el manejo de los trastornos del potasio. [Internet]. Trauma en América Latina. 2016 [cited 1 March 2020]. Available from: https://www.researchgate.net/publication/315027938_Enfoque_para_el_manejo_de_los_trastornos_del_potasi o_Approach_to_the_management_of_potassium_disorders

7.   Vera Carrasco, O., 2018. *HIPERKALEMIA*. [online] Scielo.org.bo. Available at: http://www.scielo.org.bo/pdf/rmcmlp/v24n1/v24n1_a10.pdf [Accessed 9 March 2020].

8.   Dr. Rowensztein H, Dra. Monteverde M. Manejo de las Alteraciones del Potasio [Internet]. Garrahan.gov.ar. 2015 [cited 5 May 2020]. Available from: http://www.garrahan.gov.ar/PDFS/gap_historico/GAP2015-MANEJO-DEL-POTASIO.pdf

9.   Hipopotasemia en el Electrocardiograma [online]. My-ekg.com. 2020 [cited 5 May 2020]. Available from: https://www.my-ekg.com/metabolicas-drogas/hipopotasemia-ekg.html, https://www.my-ekg.com/metabolicas-drogas/hiperpotasemia-ekg.html

10.   Dra. Boada M, Dra. Pippo A, Dra. Rodriguez-Milhomens M. Hiperpotasemia severa en emergencia Manifestaciones clínicas y manejo terapéutico a propósito de tres casos [Internet]. Scielo.edu.uy. 2012 [cited 5 May 2020]. Available from: http://www.scielo.edu.uy/pdf/ami/v34n3/v34n3a05.pdf

11.-   Dr. Alcázar Arroyo R. ALGORITMOS EN NEFROLOGÍA Trastornos hidroelectrolíticos y del equilibrio ácido-base [Internet]. Static.elsevier.es. 2011 [cited 5 May 2020]. Available from: http://static.elsevier.es/nefro/otras_pubs/algoritmos_sen_1.pdf

HEMORRAGIA DIGESTIVA

Arriaga Alcarras Jorge Luis

HEMORRAGIA DIGESTIVA ALTA

INTRODUCCIÓN

El sangrado gastrointestinal superior es una causa común de ingreso al hospital en todo el mundo, con una mortalidad del 8-14%. (1) El Sangrado Digestivo Alto es un motivo frecuente de consulta en urgencias, que implica además un importante número de ingresos tanto al área crítica de Urgencias, Unidad de Cuidados Intensivos y hospitalización. (2)

La hemorragia es una complicación que representa el 20-25% de las úlceras pépticas. La úlcera duodenal es la causa más frecuente de hemorragia digestiva alta. Las úlceras gástricas sangran con más frecuencia que las duodenales y tienen mayor mortalidad. En los países de bajos y medianos ingresos, el sangrado digestivo alto clínicamente significativo se debe comúnmente al sangrado varicoso, mientras que las etiologías no varicosas (ejemplo: La enfermedad de la úlcera péptica) son comunes en los países de altos ingresos. (4) (5)

DEFINICIÓN

Se define como la presencia de sangre por extravasación (existencia de un punto sangrante) localizado entre el esfínter esofágico y el ángulo de Treitz (6) (2). La hemorragia digestiva alta representa la complicación del tracto gastrointestinal más frecuente. (7)

EPIDEMIOLOGÍA

Por lo general en la HDA (Hemorragia Digestiva Alta) no hay dolor y ocurre en pacientes que cursan o tienen más de 50 años. (3) Es más común el sangrado digestivo alto en hombres que en mujeres en una proposición 2:1, mientras que el sangrado digestivo bajo es más común en mujeres que en hombres. La enfermedad Ulcero Péptica representa un 80-90% de sangrado digestivo alto no variceal. (6)

ETIOLOGÍA

Se obtiene mediante EDA (endoscopia digestiva alta). La enfermedad ulcero péptica, la gastritis erosiva y las varices esofágicas representan las principales causas de Sangrado Digestivo Alto. (6)

a)   **Úlcera péptica** afecta a la porción proximal del duodeno y estómago, hay pérdida de la sustancia bien delimitada, profunda, llegando en ocasiones hasta la capa muscular, provocado por tabaquismo, consumo continuo de AINE, estados de hipersecreción gástrica.

b)   La **gastritis erosiva** se asocia a lesión gástrica con inflamación de la capa muscular de la mucosa, dando lugar a lesiones como hemorragia, congestión y edema. Se encuentra varios tipos de gastritis aguda:

- Gastritis de estrés: ocasionada por situaciones de gravedad: traumatismo o infecciones graves, hospitalización en UCI.
- Gastritis por fármacos: AAS, AINE por inhibición de ciclooxigenasa 1, produciendo erosiones gástricas.
- Gastritis por tóxicos: alcohol, cocaína
- Gastritis por H. pylori: lo más frecuente, asintomática, hay hipoclorhidria transitoria. (3)

c) La hemorragia por rotura de **varices esofágicas** es una complicación frecuente y grave de los pacientes con cirrosis hepática e hipertensión portal (mayor a 10mmHg) (8)

CLÍNICA

La Hemorragia digestiva alta se manifiesta habitualmente en forma de hematemesis o deposiciones melénicas. Se denomina hematemesis al vómito de sangre fresca, coágulos sanguíneos o restos hemáticos oscuros ("poso de café") y melena a la emisión de heces de color negro intenso y brillante, blandas y muy malolientes. (8) Ante un paciente con sospecha de hemorragia digestiva debe llevarse a cabo un examen inicial con historia, un examen físico y una evaluación analítica elemental que permitan asegurar el cumplimiento de tres principios básicos: 1) confirmar la presencia de la hemorragia, 2) evaluar la magnitud del sangrado y 3) comprobar si la hemorragia persiste activa. (8) (tabla 1)

El **índice de choque (1C)** se obtiene de 2 datos clínicos (frecuencia cardiaca y tensión arterial sistólica: FC/TAS), valores mayores a 0.7 se han relacionado a hipoxia tisular, disfunción ventricular y como valor pronóstico. (tabla 2)

Tabla 1. Parámetros clínicos que permiten evaluar la magnitud de la pérdida hemática

Gravedad	Síntomas y signos clínicos
HDA leve	· Paciente asintomático, constantes normales, piel normocoloreada, templada y seca · Indica una pérdida de hasta un 10% de la volemia circulante
HDA moderada	·TA sistólica > 100 mmHg, FC < 100 ppm, discreta vasoconstricción periférica (palidez, frialdad), signos posturales positivos ·Pérdida de un 10-25% de la volemia
HDA grave	· TA sistólica < 100 mmHg, FC 100-120 ppm, taquipnea, intensa vasoconstricción periférica (palidez intensa, frialdad, sudoración, etc.), inquietud o agitación, oliguria, signos posturales positivos · Pérdida del 25-35% de la volemia
HDA masiva	· Shock hipovolémico, intensa vasoconstricción periférica y colapso venoso, agitación, estupor o coma, anuria · Pérdida superior al 35% de la volemia

Fuente: Villanueva Sánchez C, García Pagán JC, Hervás Molina A. Hemorragia gastrointestinal España: CIBERehd (Centro de Investigación Biomédica en Red de Enfermedades Hepáticas y Digestivas); 2015. [fecha de acceso 17 de febrero de 2020]. URL disponible en: https://www.aegastro.es/sites/default/files/files/03_Gastroenterologia.pdf

Tabla 2. Índice de choque (IC)

Indice de Choque (IC): FC/TAS	Grado
IC <0.7	Grado 1 o Compensado
IC 0.8 – 0.9	Grado 2 o Leve
IC >0.9 – 1.6	Grado 3 o Moderado
IC >1.7	Grado 4 o Severo

Fuente: Terceros-AlmanzaL.J, Predicción de hemorragia masiva. Índice de shock e índice de shock modificado. MedIntensiva.2017;41(9):532-538

Tabla 3. Clasificación de shock hemorrágico (modificado del *Advanced Trauma Life Support* ATLS)

	Clase I (Leve)	Clase II (Moderada)	Clase III (Grave)	Clase IV (Masiva)
Pérdida de sangre (mL)	Hasta 750	750-1,500	1,500-2,000	>2,000
Pérdida de volumen circulante (%)	15	15-30	30-40	>40
FC (lpm)	<100	*>100*	>120	>140
TAS (mmHg)	Normal	Normal	Disminuida	Disminuida
Tensión de pulso o tensión diferencial = TQAS = TAD (mmHg)	Normal	Disminuida	Disminuida	Disminuida
Relleno capilar	Normal	Lento	Lento	Lento
FR (rmp)	14-20	20-30	30-40	>40
Gasto urinario (mL/h)	>30	20-30	5-15	Despreciable
Estado mental	Ligera ansiedad	Mediana ansiedad	Confusión	Letargia
Reemplazo de líquidos (regla 3.1)	Cristaloides	Cristaloides	Cristaloide + sangre	Cristaloides + sangre

Fuente: Mejía-Gómez LJ. Fisiopatología choque hemorrágico. Rev Mex Anest. 2014;37(Suppl: 1):70-76

Las escalas de puntuación que estratifican a los pacientes con sospecha de hemorragia digestiva alta y las más utilizados son la puntuación de Rockall y la puntuación de Glasgow Blatchford (GBS). (13) (14) **La escala de Rockall** tiene como propósito principal predecir la mortalidad del paciente con HDA (Hemorragia Digestiva Alta) y precisa de la realización de una EDA (endoscopia digestiva alta) previa. (13) (tabla 4).

Tabla 4. Índice de Rockall

Parámetro	Puntuación
Edad	
< 60 años	0
60-79 años	1
≥ 80 años	2
Hemodinámica	
Sin shock (PAS > 100; FC < 100)	0
Taquicardia (PAS > 100; FC >100)	1
Hipotensión (PAS < 100)	2
Comorbilidad	
Sin enfermedades asociadas	0
Enfermedades asociadas graves	2
Insuficiencia renal, cirrosis, neoplasias	3
Endoscopia	
Sin lesiones ni signos de HR o M-W	0
Resto de lesiones	1
Neoplasias	2
Sin signos de hemorragia (Forrest IIc o III)	0
Sangre fresca (o resto de Forrest)	2
Riesgo según el total de puntos	
Riesgo bajo	≤ 2 puntos
Riesgo intermedio	3-4 puntos
Riesgo alto	≥ 5 puntos

PAS = presión arterial sistólica; HR = hemorragia reciente; M-W = Mallory-Weiss

Fuente: Villanueva Sánchez C, García Pagán JC, Hervás Molina A. Hemorragia gastrointestinal España: CIBERehd (Centro de Investigación Biomédica en Red de Enfermedades Hepáticas y Digestivas); 2015. [fecha de acceso 17 de febrero de 2020]. URL disponible en: https://www.aegastro.es/sites/default/files/files/03_Gastroenterologia.pdf

La escala de Blatchford: Su propósito es ayudar al médico de urgencias a identificar los pacientes de alto riesgo que van a necesitar de una endoscopia digestiva alta urgente, transfusión o incluso intervención quirúrgica para el control de la hemorragia digestiva alta. Una puntuación de la GBS (escala de Blatchford) ≤ 2 no precisan de endoscopia digestiva alta urgente, mientras que valores >2 necesitan EDA (endoscopía digestiva alta), y un puntaje ≥ 6 están asociados con> 50% de riesgo de necesitar intervención. (12) (14) (18) (tabla 5)

Tabla 5. Escala de Glasgow-Blatchford. Variables clínicas y analíticas consideradas y puntuaciones para cada uno de sus valores

Marcadores de riesgo a la admisión	Valor en la escala
Urea plasmática (mg/dl)	
≥ 38 < 47	2
≥ 47 < 58	3
≥ 58 < 147	4
≥ 147	6
Hemoglobina (g/dl). Varones	
≥ 12.0 < 13.0	1
≥ 10.0 < 12.0	3
< 10.0	6
Hemoglobina (g/dl). Mujeres	
≥ 10.0 < 12.0	1
< 10.0	6
Tensión arterial sistólica (mmHg)	
100-109	1
90-99	2
< 90	3
Otros marcadores	
Pulso ≥ 100 lpm	1
Presentación con melenas	1
Presentación con síncope	2
Enfermedad hepática previa*	2
Fallo cardíaco**	2

*Historia conocida, o evidencia clínica, analítica, de enfermedad crónica o aguda. **Historia conocida, o evidencia clínica o ecocardiográfica de fallo cardíaco

Fuente: Recio-Ramírez JM, Sánchez-Sánchez MP, Peña-Ojeda JA, Fernández-Romero E, Aguilera-Peña M, del-Campo-Molina E, Zambrana-García JL. Capacidad predictiva de la escala de Glasgow-Blatchford para la estratificación del riesgo de la hemorragia digestiva alta en un servicio de urgencias. Rev Esp Enferm Dig 2015; 107:262-267.

DIAGNÓSTICO

El diagnóstico básicamente en la emergencia es clínico: **hematemesis** (vómito de contenido hemático) y la presencia de **melenas** (heces negras, alquitranadas, de consistencia pastosa). (2)

Historia clínica:

Anamnesis. ingestión previa de fármacos gastroerosivos, síntomas digestivos previos (epigastralgia, pirosis, naúseas y vómitos, disfagia, regurgitación, etc), cortejo vegetativo acompañante (síncope, sudoración, palidez) (13)

Exploración física: A parte de la realización de tacto rectal, hay que observar cambios en la presión arterial (PA) y frecuencia cardíaca (FC) con el ortatismo (*tilt test*): PA> 20 mmHg o FC > 30 lat/min de su valor inicial indican perdida hemática importante (>20% de la volemia), en la piel y mucosas puede haber palidez, presencia de eritema palmar, arañas vasculares, equimosis o petequias, exploración abdominal (en donde se detecte zonas dolorosas, signos de irritación peritoneal, visceromegalias, etc). (13)

Enema: es una técnica eficaz para el diagnóstico, especialmente cuando al tacto rectal no puede extraerse heces por estar la ampolla vacía.

Datos analíticos:

Urea plasmática: Se encuentra aumentada que tiende a normalizarse con el cese de la hemorragia (entre 48 y 72 h), este aumento se debe a la reabsorción intestinal de los productos nitrogenados, derivados de la digestión y metabolismo de la sangre. Una elevación superior a 2-3 veces su valor normal acompañada de una creatinina plasmática normal, es muy indicativa de HDA. (13)

Hematocrito y hemoglobina: el descenso de estos parámetros indica pérdida sanguínea aguda, sin embargo, en las primeras horas del episodio hemorrágico el hematocrito carece de valor para cuantificar la pérdida hemática. (13)

Cociente urea/ creatinina: si bien este cociente esta elevado tanto en hemorragia digestiva alta como baja, cuando las cifras son superiores a 100:1, el origen es alto en el 90% de los casos. (13)

Enzimas: AST y ALT orienta hacia una hepatopatía crónica que puede estar directamente e indirectamente relacionada con la causa del sangrado digestivo. (13)

Coagulación: fundamental en pacientes con hepatopatía crónica y diátesis hemorrágica. Actividad de la protrombina y el recuento plaquetario (riesgo de hemorragia < 10.000 plaquetas/ul) (13)

ESTUDIOS COMPLEMENTARIOS

Si la situación hemodinámica del paciente lo permite

Radiografía posteroanterior y lateral de tórax más simple de abdomen

Pruebas cruzadas al laboratorio para una posible transfusión sanguínea

EDA (Endoscopia digestiva alta) precoz, preferible en las primeras 12 horas desde el inicio de la hemorragia y siempre de manera inexcusable, en las primeras 24 horas. Esta exploración permite confirmar la HDA, identificar su causa y predecir su pronóstico. (13)

Tabla 6. Clasificación endoscópica de Forrest

	Clasificación	Hallazgo endoscópico	Recidiva
Hemorragia activa	Ia	Hemorragia en chorro	55%
	Ib	Hemorragia en babeo	50%
Hemorragia reciente	IIa	Vaso visible	43%
	IIb	Coágulo adherido	22%
	IIc	Hematina	7%
Ausencia de signos de sangrado	III	Base de fibrina	2%

Fuente: García J, Merino B. Úlcera péptica producida por H.pylori y por antiinflamatorios no esteroideos (AINE). Madrid: CTO Editorial; 2018.

TRATAMIENTO

La primera medida ante un sangrado digestivo es la estabilización hemodinámica del paciente. (3) Se debe disponer de un buen acceso venoso con al menos dos cánulas i.v. cortas y de grueso calibre (16G o 14G) que puedan permitir una rápida infusión de líquidos. Si no hay repercusión hemodinámica, perfundir Solución Salina 0.9% a un ritmo de 21 gotas/min. Si hay afección hemodinámica, reponer la volemia con Solución Salina 0.9% o de preferencia con Lactato Ringer intravenosa mediante cargas sucesivas de 300 ml hasta la desaparición de signos de hipoperfusión periférica y estabilización de las cifras tensionales. (13) En las hemorragias graves o masivas, una vez recuperada la situación hemodinámica, cateterizar una vía venosa central que permita controlar la presión venosa central y ajustar la velocidad de infusión a la situación cardiovascular del paciente. Además, sondaje vesical para la monitorización de la diuresis horaria. La reposición de la volemia precisa una rápida valoración previa de la situación hemodinámica, para lo que se deben determinar la tensión arterial y la frecuencia cardíaca. (8) Solicitar la reserva de 2 a 4 unidades de hematíes previa extracción de sangre para pruebas cruzadas; para la transfusión no se basa únicamente en valores de hemoglobina, ya que valores de hemoglobina superiores a 7 g/dl también pueden ser transfundidos siempre y cuando el paciente se encuentre hemodinámicamente inestable. La endoscopia digestiva alta se debe realizar cuando el paciente ya se encuentra recuperado de la situación de shock, adecuadamente perfundido y bien oxigenado, dentro de las 12-24 h siguientes al ingreso, ya que es fundamental para identificar la lesión sangrante y estratificar, según los resultados se plantea el tratamiento. (8) (9)

MANEJO DE HEMORRAGIA POR ÚLCERA PÉPTICA

En pacientes con HDA, se sugiere que antes de la realización de la endoscopía digestiva alta se brinde **omeprazol** IV 80 mg en bolo seguido de perfusión intermitente 40 mg cada 12 horas, sin embargo, esto no debería retrasar la realización de la endoscopia. (14) (15) En pacientes con HDA variceal sospechada o confirmada se usa análogos de somatostanina que disminuyen el flujo esplácnico por una acción directa y selectiva sobre la fibra muscular lisa de los vasos esplácnicos y a través de una disminución de los niveles de glucagón. Uno de los representantes es el **octreótide,** cuya pauta de administración es de: 1-2 uq/kg/dosis intravenoso en bolo, y luego mantenimiento en infusión continua a dosis de 1-2ug/kg/hora, se recomienda una duración mínima de 5 días de infusión continua, sin embargo, la duración óptima de la terapia es desconocida, pero una pauta aceptada cuando el sangrado digestivo no sea activo es disminuir dosis administrada en infusión continua al 50% cada 12 horas hasta su suspensión (15) El **ácido tranexámico** reduce la fibrinólisis al desacelerar la conversión de plasminógeno a plasmina. La reducción resultante en la fibrinólisis previene la descomposición de los coágulos sanguíneos, lo que provoca hemostasia, pero un mayor riesgo de complicaciones tromboembólicas (17). Mientras más temprano se administre (< 3horas) mejor será el beneficio. (20) La dosis es 10-15 mg/kg de peso o 1 gr diluido en solución salina 0.9% infusión lenta (1ml/min) seguida de una dosis de mantenimiento de 3 g de TXA infundida durante 24 h. (19) Sin embargo, no hay evidencia suficiente que respalde el uso de este medicamento en el Sangrado Digestivo. (16) (fig 1)

Figura 1. Algoritmo en sospecha de sangrado digestivo alto

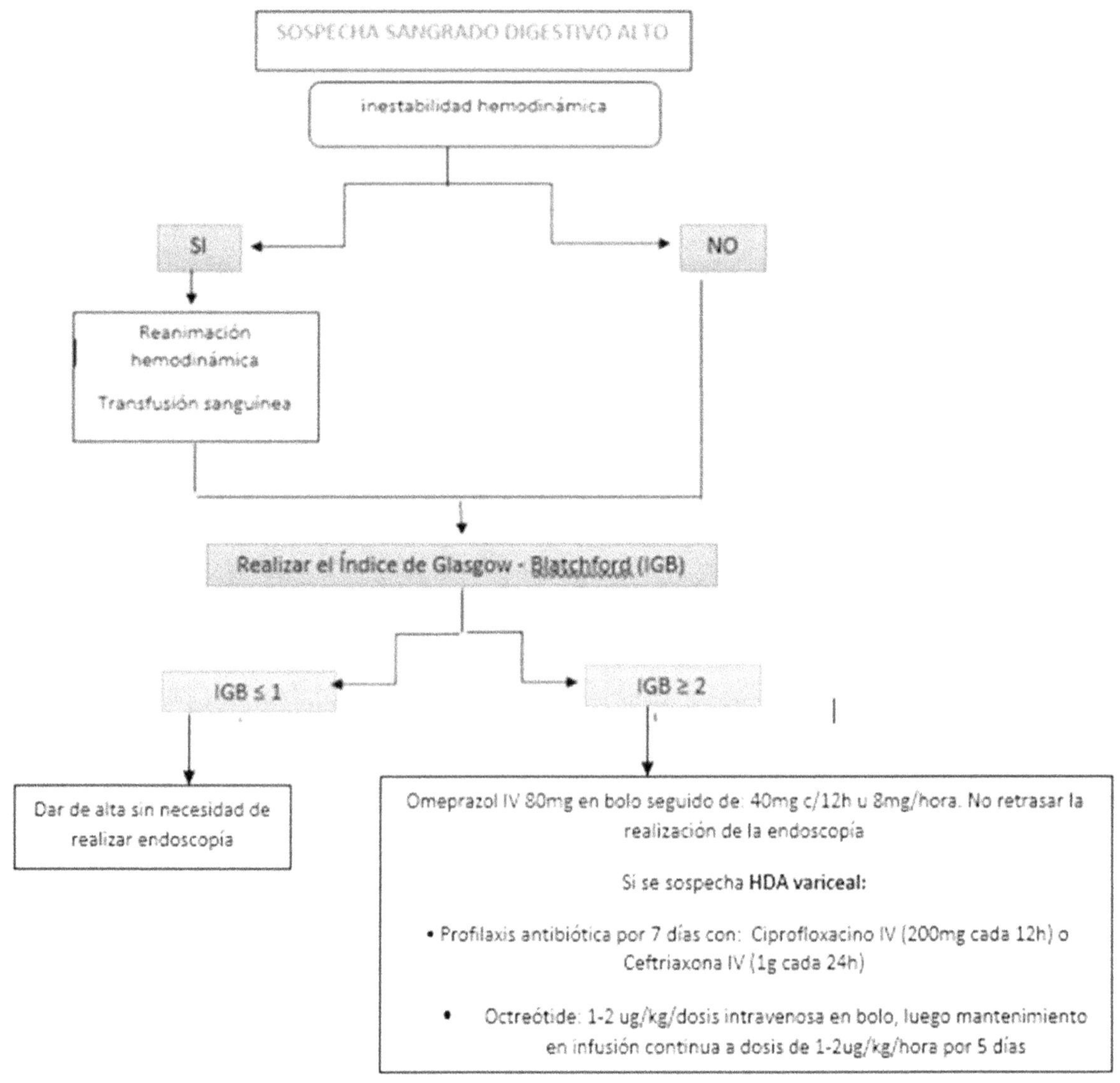

Fuente: Guía de práctica clínica para la evaluación y el manejo de la hemorragia digestiva alta en el Seguro Social del Perú (EsSalud). *Revista de Gastroenterología del Perú*, *38*(1), 89-102.

Tabla 7.

Tratamiento de varices esofágicas por EDA (Endoscopia Digestiva Alta)

Escleroterapia

Ligadura endoscópica de varices (más eficaz y segura con menos efectos secundarios que la escleroterapia)

Tratamiento Ulcera Péptica por EDA (Endoscopia Digestiva Alta)

Lesiones de alto riesgo (Forrest Ia a IIb)	**Lesiones de bajo riesgo (Forrest IIc y III)**
Ingreso hospitalario	1. Alta hospitalaria precoz
2. IBP intravenoso (bolo 80 mg y perfusión intermitente durante 72 h)	2. IBP oral
3. Tratamiento endoscópico doble: adrenalina y clips.	3. no requiere tratamiento endocópico.

Fuente: García J, Merino B. Úlcera péptica producida por H.pylori y por antiinflamatorios no esteroideos (AINE). Madrid: CTO Editorial; 2018.

HEMORRAGIA DIGESTIVA BAJA

EPIDEMIOLOGÍA

En el 75-80% de los casos tiene su origen en el colon y recto, y se estima que en un 15% se localiza en el intestino delgado. Aproximadamente en un 10% de casos no se consigue establecer el diagnóstico de certeza.

DEFINICIÓN

Se define como Hemorragia Digestiva Baja (HDB) aquella que se origina en un punto del tubo digestivo distal al ángulo de Treitz. A través de la colonoscopia, la hemorragia digestiva baja queda definida como la que alcanza recto, colon e íleon distal, y se añadiría el termino de hemorragia digestiva media para la originada en el intestino delgado, cuyo diagnóstico se basa en los estudios de capsula endoscópica y enteroscopia. (8)

ETIOLOGÍA

Divertículos: Entre el 20-55% de las hemorragias digestivas baja tienen su origen en la enfermedad diverticular del colon, afectan a más del 65% en los mayores de 85 años. (8)

Angiodisplasias: Son ectasias vasculares gastrointestinales. Su localización más habitual es el colon derecho, aunque se pueden encontrar en todo el tubo digestivo y con frecuencia son múltiples en el intestino delgado. La forma de presentación de la hemorragia por angiodisplasia suele ser de rápida aparición, indolora e intermitente. El diagnostico se establece mediante estudio endoscópico o angiografía. (8)

Patología anorrectal: El sangrado hemorroidal es la causa más frecuente de sangrado con origen anorrectal y, en ocasiones, puede provocar un sangrado considerable.

Divertículo de Meckel: La ulceración de la mucosa gástrica ectópica en un divertículo de Meckel puede causar hemorragia digestiva baja recidivante o anemia crónica. (8)

DIAGNÓSTICO

Clínica: Se manifiesta en forma de **rectorragia** (sangrado rojo brillante, aislado o independiente de la defecación, originada en los tramos más distales) y **hematoquecia** (hemorragia rojo vinoso mezclada con heces, originada en tramos más proximales), además puede a ver presencia de melenas; está es la presentación clásica de Hemorragia Digestiva Baja (HDB) aguda. En la HDB crónica la forma de presentación incluye el sangrado oculto, que suele detectarse por la positividad de sangre oculta en heces, ferropenia o anemia ferropénica, y las hematoquecias o melenas de poca cuantía e intermitentes. (13)

Anamnesis: historia familiar de enfermedades intestinales, historia personal de pólipos, cáncer de colon, enfermedad inflamatoria crónica intestinal. Síntomas como astenia, mareo, síncope, características del sangrado actual (si es aislado o mezclado con heces, etc) y síntomas acompañantes (cambios de ritmo intestinal, dolor abdominal, tenesmo rectal, etc) (13)

Exploración física: 1. En primer lugar valorar el estado hemodinámico del paciente a través de signos como palidez mucocutánea, sudoración, taquicardia o presión arterial sistólica menor a 100 mmHg. 2. Inspección anal y tacto rectal (características de las heces y sangrado) (13)

Datos analíticos: Biometría para evaluar la gravedad de la hemorragia, aguda (anemia normocítica y normocrómica) o crónica (microcítica e hipocrómica). Química sanguínea que incluya urea, creatinina, iones, AST, ALT. Índice urea/creatinina que es inferior a 100 en la hemorragia digestiva baja (HDB). Estudio de coagulación, pruebas cruzadas, radiografía simple de abdomen para descartar causas quirúrgicas como obstrucción intestinal o isquemia mesentérica. (13)

EXÁMENES COMPLEMENTARIOS EN HOSPITALIZACIÓN

Colonoscopia: exploración inicial en la hemorragia digestiva baja, por su rendimiento diagnóstico, su seguridad y su potencial terapéutico. Su realización está indicada en todos los casos de hemorragia digestiva baja tras la estabilización hemodinámica del paciente. (8)

Estudios de medicina nuclear. Isótopos radiactivos: Pueden tener utilidad en los casos en los que la colonoscopia no es posible o no ha evidenciado una lesión que justifique el sangrado. Su ventaja principal viene dada por la larga vida media intravascular del marcador, lo que permite repetir la exploración a lo largo de 24 horas y localizar sangrados venosos y sangrados intermitentes. Por tanto, es útil en la hemorragia digestiva visible no masiva. (8)

Angiografía con tomografía computarizada multidetector: Permite visualizar la totalidad del tracto digestivo, detectar lesiones del mismo e identificar su vascularización o posibles anomalías vasculares. (8)

Cápsula endoscópica: Permite la exploración de la totalidad del intestino delgado en la mayoría de los pacientes. Está indicada en el estudio de la hemorragia digestiva visible de origen indeterminado o incierto, en ausencia de inestabilidad hemodinámica. (8)

TRATAMIENTO

Cualquiera que sea el origen de la hemorragia, el objetivo inicial del tratamiento es la reanimación y el mantenimiento de la estabilidad hemodinámica con reposición de la volemia, descrito en la hemorragia digestiva alta (HDA). En la mayoría de los casos, la hemorragia digestiva baja es autolimitada. Al igual que en la hemorragia digestiva alta (HDA), el ácido tranexámico puede ser útil, ya que la reducción resultante en la fibrinólisis previene la descomposición de los coágulos sanguíneos, lo que puede provocar hemostasia. (17)

En caso de hemorragia persistente el tratamiento endoscópico es, en general, el tratamiento inicial de elección. Si este fracasa se podrá recurrir a la cirugía. (8)

BIBLIOGRAFÍA:

1. Stanley AJ, Laine L, Dalton HR, et al. Comparison of risk scoring systems for patients presenting with upper gastrointestinal bleeding: international multicentre prospective study. *BMJ*. 2017;356:i6432. Published 2017 Jan 4. doi:10.1136/bmj.i6432

2. Guzmán JD, Dávila ES, Palomeque WF. Tratamiento del Sangrado Digestivo Alto. Protocolo médico. Quito. Unidad Técnica de Gastroenterología del Hospital de Especialidades Carlos Andrade Marín. Cambios rev méd; 2018;17(2):95-104

3. García J, Merino B. Úlcera péptica producida por H.pylori y por antiinflamatorios no esteroideos (AINE). Madrid: CTO Editorial; 2018.

4. Moreira Barinaga O. Rodríguez Fernández Z, Conocimientos vigentes en torno a la hemorragia digestiva alta varicosa. Revista Cubana de Medicina Militar. 2018;47(3)

5. Poddar U. Diagnostic and therapeutic approach to upper gastrointestinal bleeding [published correction appears in Paediatr Int Child Health. 2019 Feb;39(1):80]. *Paediatr Int Child Health*. 2019;39(1):18–22.

6. Jiménez Rojas LA, Sangrado Digestivo Alto. Revista Médica Sinergia 2017; 2(7): 6-9.

7. Tarasconi A, Baiocchi GL, Pattonieri V, et al. Transcatheter arterial embolization versus surgery for refractory non-variceal upper gastrointestinal bleeding: a meta-analysis. *World J Emerg Surg*. 2019;14:3. Published 2019 Feb 1. doi:10.1186/s13017-019-0223-8

8. Villanueva Sánchez C, García Pagán JC, Hervás Molina A. Hemorragia gastrointestinal España: CIBERehd (Centro de Investigación Biomédica en Red de Enfermedades Hepáticas y Digestivas); 2015. [fecha de acceso 17 de febrero de 2020]. URL disponible en: https://www.aegastro.es/sites/default/files/files/03_Gastroenterologia.pdf

9. Lanas A. Actualización en hemorragia gastrointestinal de origen no varicoso. Elsevier Doyma. Gastroenterol Hepatol. 2013;36(Supl 2):57-65

10. Lu Y, Adam V, Teich V, Barkun A. Timing or Dosing of Intravenous Proton Pump Inhibitors in Acute Upper Gastrointestinal Bleeding Has Low Impact on Costs. *Am J Gastroenterol*. 2016;111(10):1389–1398. doi:10.1038/ajg.2016.157

11. Pungpapong, S., Keaveny, A., Raimondo, M., Dickson, R., Woodward, T., Harnois, D., & Wallace, M. (2007). Accuracy and interobserver agreement of small-caliber vs. conventional esophagogastroduodenoscopy for evaluating esophageal varices. *Endoscopy*, *39*(8), 673–680. URL disponible en: https://doi.org/10.1055/s-2007-966351.

12. Recio-Ramírez JM, Sánchez-Sánchez MP, Peña-Ojeda JA, Fernández-Romero E, Aguilera-Peña M, del-Campo-Molina E, Zambrana-García JL. Capacidad predictiva de la escala de Glasgow-Blatchford para la estratificación del riesgo de la hemorragia digestiva alta en un servicio de urgencias. Rev Esp Enferm Dig 2015; 107:262-267.

13. Jiménez L, Montero J. Medicina de Urgencias y Emergencias. Guías diagnostica y protocolos de actuación. Barcelona: Elsevier; 2015

14. Vásquez-Quiroga, Jorge, Taype-Rondan, Alvaro, Zafra-Tanaka, Jessica Hanae, Arcana-López, Ericson, Cervera-Caballero, Luis, Contreras-Turin, Javier, Guzmán-Cáceres, Katherine, Llatas-Perez, Juan, Marin-Calderón, Luis,

Piscoya, Alejandro, Vargas-Blácido, Daniel, Vásquez-Valverde, Nelly, & Timaná-Ruiz, Raúl. (2018). Guía de práctica clínica para la evaluación y el manejo de la hemorragia digestiva alta en el Seguro Social del Perú (EsSalud). *Revista de Gastroenterología del Perú*, *38*(1), 89-102.

15. Sachar, H., Vaidya, K. y Laine, L. (2014). Terapia inhibidora intermitente versus continua de la bomba de protones para las úlceras hemorrágicas de alto riesgo: una revisión sistemática y un metanálisis. *JAMA medicina interna*, *174* (11), 1755–1762. https://doi.org/10.1001/jamainternmed.2014.4056

16. Bennett, C., Klingenberg, S. L., Langholz, E., & Gluud, L. L. (2014). Tranexamic acid for upper gastrointestinal bleeding. *The Cochrane database of systematic reviews*, *2014*(11), CD006640. https://doi.org/10.1002/14651858.CD006640.pub3

17. González SG, Larrea FME, Falcón CK, et al. Uso del ácido tranexámico como variante terapéutica en pacientes con sangrado digestivo alto no variceal. Revista Cubana de Cirugía. 2015;54(1):34-42.

18. Recio-Ramírez, José Manuel, Sánchez-Sánchez, María del Pilar, Peña-Ojeda, José Antonio, Fernández-Romero, Enrique, Aguilera-Peña, Manuel, del-Campo-Molina, Emilio, & Zambrana-García, José Luis. (2015). Capacidad predictiva de la escala de Glasgow-Blatchford para la estratificación del riesgo de la hemorragia digestiva alta en un servicio de urgencias. *Revista Española de Enfermedades Digestivas*, *107*(5), 262-267.

19. Piamo Morales, A., & García Rojas, M. (2019). Uso de ácido tranexámico en las hemorragias. Revista Cubana de Cirugía, 57(4).

20. Brenner, A., Afolabi, A., Ahmad, SM y colTranexamic acid for acute gastrointestinal bleeding (the HALT-IT trial): statistical analysis plan for an international, randomised, double-blind, placebocontrolled trial, 20:467 (2019). https://doi.org/10.1186/s13063-019-3561-7

21. Gutiérrez LML, Carmona DA, Montelongo FJ. Papel del índice de choque en embarazadas del tercer trimestre con hemorragia obstétrica para requerimiento transfusional atendidas en el Hospital General «Las Américas». Rev Asoc Mex Med Crit y Ter Int. 2019;33(1):15-20.

22. Terceros-AlmanzaL.J, Predicción de hemorragia masiva. Índice de shock e índice de shock modificado. MedIntensiva.2017;41(9):532-538

ABDOMEN AGUDO

Cynthia Gabriela Albán Espinoza

INTRODUCCIÓN

A fines del siglo pasado John B. Murphy dio una definición de abdomen agudo, aunque no del todo correcta, gramática y científicamente sigue teniendo utilidad práctica ya que ha impuesto una conducta precisa. (1)

Se define abdomen agudo aquella situación crítica que cursa con síntomas abdominales graves, que requiere un tratamiento médico o quirúrgico urgente, también se puede describir como dolor abdominal de comienzo gradual o súbito, sin una causa conocida en el momento de su evaluación. (1)

Las pacientes embarazadas son una población específica, donde la preocupación por el riesgo de daño al feto suele retrasar la toma de decisiones clínicas cuando se presenta un posible diagnóstico quirúrgico. (2)

 Si bien es importante limitar la duración de la exposición a la radiación y la cirugía innecesaria en esta población, las demoras en el diagnóstico y el tratamiento también pueden dañar tanto al feto como a la madre. (2)

Las manifestaciones más frecuentes son: Dolor abdominal agudo, alteraciones gastrointestinales y repercusión sobre el estado general.

Su manejo exige mucha experiencia y capacidad de juicio, ya que el más catastrófico de los fenómenos puede ir precedido de unos síntomas y signos muy sutiles.

El diagnóstico resulta más difícil, sobre todo en situaciones de urgencia, dado que la sensibilidad del anciano no es tan aguda como la del adulto, y las reacciones fisiopatológicas no son tan rápidas ni eficaces.

GENERALIDADES

El abdomen agudo es un síndrome abdominal doloroso, de evolución más o menos corta, de brusca aparición, causado por una enfermedad crónica agudizada o estado fisiopatológico de reciente aparición, que requiere de una valoración y tratamiento inmediato.

Existen varias clasificaciones, entre la más conocida tenemos: abdomen agudo traumático o no traumático. Que, a su vez, este último se clasifica en falso o de causa extraabdominal y verdadero o de causa intraabdominal, el cual puede requerir tratamiento médico, endoscópico o quirúrgico. (3)

De acuerdo con su etiología, las enfermedades que requieren tratamiento quirúrgico son de causa obstructiva, inflamatoria o vascular.

En un trabajo hecho en Cali en 2009 en pacientes sometidos a cirugía por abdomen agudo, se encontró que en más del 70 % la etiología correspondía a enfermedades biliares, apendicitis y hernias de la pared. (3)

Aun así, cuando el cirujano se enfrenta a pacientes con abdomen agudo quirúrgico de causa no clara, debe tener en cuenta esas enfermedades insospechadas que cada vez se hace más frecuentes.

Los dos pilares del tratamiento del dolor abdominal agudo son el tratamiento etiológico y la analgesia. Determinados estudios clínicos han concluido que la analgesia en dolor abdominal agudo, proporciona una reducción significativa del dolor sin afectar el examen o la capacidad de identificar afecciones quirúrgicas. (4)

El dolor es conocido por el hombre desde la antigüedad, ha constituido siempre uno de los retos más difíciles para los profesionales implicados en la salud. La experiencia del dolor empieza desde la infancia cuando el organismo es atacado o lesionado. (5)

La *International Association for the Study of Pain* (IASP) define el dolor como: "Una experiencia sensorial y emocional desagradable asociada con una lesión hística real o potencial, o que se describe como ocasionada por dicha lesión"

TIPOS DE ESTÍMULOS DOLOROSOS

Distensión o estiramiento

Representa el principal mecanismo implicado en la nocicepción visceral. Puede tratarse de la distensión de una víscera hueca, como ocurre en el cólico hepático o renal o de la contracción vigorosa del músculo liso, tal como sucede en la obstrucción intestinal. Finalmente puede tratarse del estiramiento o tracción del peritoneo o la distensión de las cápsulas que envuelven las vísceras sólidas. Así ocurre en el hígado turgente y congestivo de la trombosis de las venas suprahepáticas que acompaña al síndrome de Budd-Chiari. (6)

Inflamación o isquemiante

La inflamación, así como la isquemia puede producir dolor abdominal por diversos mecanismos. Estos incluyen la liberación de mediadores como serotonina, bradiquinina, histamina, sustancia P y prostaglandinas que actúan directamente sobre el sistema nociceptivo, así como cambios en la temperatura y pH (asociados al metabolismo anaerobio en el caso de la isquemia). A su vez, ambos fenómenos (isquemia e inflamación) son capaces de disminuir el umbral del dolor aumentando la intensidad de percepción. (6)

FISIOPATOLOGÍA DEL DOLOR

El estímulo doloroso abdominal viaja a través de vías de transmisión nerviosas que son:

1. Fibras cerebroespinales o somáticas: A partir de receptores situados en la piel, el peritoneo visceral y parietal, las fibras se dirigen a los ganglios situados en las raíces posteriores de la médula, siguiendo por la asta posterior y los haces espinotalámicos y desde allí a los haces radiados de la corteza cerebral, previa estación en donde se produce la interpretación del dolor. (7)

2. Fibras nerviosas simpáticas o viscerales: Sus receptores se hallan situados en la propia pared del tubo digestivo, de allí se dirigen a los ganglios simpáticos en plexo celíaco y continúan por los nervios esplácnicos hacia los ganglios de las raíces posteriores a través de ramos comunicantes blancos. (7)

En médula ascienden hacia la corteza cerebral. A pesar de que el 90 % de sus fibras son sensitivas, el nervio vago no transmite estímulos dolorosos procedentes del tubo digestivo, por lo cual la vagotomía no altera la sensibilidad al dolor. En cambio, sí lo hace la simpatectomía, útil en pacientes con dolor crónico abdominal. (7)

CAUSAS

En los pacientes jóvenes la causa más frecuente de dolor abdominal es el dolor abdominal inespecífico y la apendicitis. En el anciano, en la mayoría de las series, la patología biliar y la obstrucción intestinal. En los jóvenes, como la patología tumoral o la vascular. (6)

Podemos destacar cuatro grupos:

- Las enfermedades biliares causan el 25% de todos los casos de dolor abdominal agudo en los pacientes ancianos que requieren hospitalización.
- La obstrucción intestinal y la hernia encarcelada son las siguientes causas más comunes.
- Apendicitis, malignidad, diverticulitis y úlcus péptico.
- También en el anciano son más frecuentes las afecciones vasculares.

Además, el dolor abdominal tiene un origen extra abdominal, pudiendo conducir a errores diagnósticos, como: los hematomas en pared abdominal, neumonía basal, TEP, cardiopatía isquémica, aplastamientos vertebrales, cetoacidosis diabética, hipercalcemia, insuficiencia suprarrenal aguda, mixedema, hipertiroidismo, uso de laxantes y abstinencia a opiáceos. (6)

Tabla 1. Causas de abdomen agudo

CAUSAS DE ABDOMEN AGUDO FALSO	CAUSAS DE ABDOMEN AGUDO VERDADERO		
	OBSTRUCTIVAS	**INFLAMATORIAS**	**VASCULARES**
Diabetes mellitus	Bridas	Apendicitis	Ruptura de aneurisma
Infarto agudo de miogardio	Neoplasia	Colecistitis	Ruptura de aneurisma
Insuficiencia cardíaca	Hernias encarceladas	Diverticulitis	Ruptura de aneurisma
Neumonía del lóbulo inferior	Vólvulo	Úlcera péptica	Isquemia mesentérica
Gastroenteritis aguda	Invaginación intestinal	Perforación visceral	Isquemia mesentérica
Estreñimiento			

Fuente: Prieto R, Carvajal G, Santos J. Causas inesperadas de abdomen agudo. Rev. Colombiana de Cirugía.2016;31:269-75.

MANIFESTACIONES CLÍNICAS

SINTOMAS: Los más frecuentes: Dolor abdominal, náuseas, vómito y estreñimiento. (8)

SIGNOS: Alza térmica, deshidratación, palidez y resistencia muscular. (8)

Contractura abdominal: refleja la existencia de una irritación peritoneal y aparece en cuadros que suelen requerir cirugía urgente.

EXPLORACIÓN ABDOMINAL

Palpación bimanual de Gilbert

El primer tiempo se utiliza para explorar el borde anteroinferior del hígado, consiste en la captación de dicho borde rastreando la hernia abdomen derecho con ambas manos de abajo arriba y viceversa. La mano derecha se coloca en ángulo recto con la izquierda, tocándose ambas por sus extremos libres.

El segundo tiempo para explorar el borde posterior es de uso excepcional. (9)

Palpación bimanual de Glenard (palpación del pulgar)

Se coloca la mano izquierda abrazando la región lumbar con los cuatro dedos por detrás y el pulgar por delante, el cual cae debajo del reborde costal. La mano derecha sobre la pared anterior, permite la exploración del borde inferior. (9)

Palpación de Devoto

Se procede como si el médico se fuese a palpar su propio hígado. Las dos manos en contacto por los índices, se colocan a la derecha del ombligo sobre la pared abdominal y se rastrea de abajo arriba hasta alcanzar el borde inferior del hígado como si se tratase de pasar por debajo del mismo.

A modalidad respiratoria dejando las manos fijas a nivel del hígado y se espera que este órgano entre en contacto con los dedos durante la inspiración. (9)

Maniobra de Murphy

Se realiza con los dedos de la mano derecha debajo del reborde costal a la altura de la vesícula, al causar dolor por la inspiración al comprimir el cuadrante superior derecho del abdomen es trata Murphy positivo, el mismo que valora la existencia de patologías hepáticas, biliares dentro de las más frecuentes colelitiasis y colecistitis con una su sensibilidad es del 97% y especificidad 50%. (9)

Maniobra de Abraham

Se coloca al enfermo en decúbito dorsal, se busca el punto medio de la línea que va del cartílago noveno al ombligo, y hundiendo aquí uno o dos dedos de la mano derecha, se provoca dolor, en pacientes con vesículas calculosas. (9)

Maniobra de Fiessinger

Se aplica toda la mano sobre el hipocondrio derecho y se invita al enfermo a inspirar profunda, así se provoca dolor punzante en las colecistitis calculosas. (9)

Signo de Courvoisier - Terrier

La palpación de la vesícula distendida en el hipocondrio derecho, sin inflamación de su pared, por una obstrucción completa del colédoco, puede producir una ligera molestia, pero no un dolor intenso, y casi siempre es causado por tumores que obstruyen completamente el colédoco y, por ello, se acompaña de una gran dilatación de las vías biliares y de la vesícula con ictericia franca.

La causa más frecuente es el cáncer de las vías biliares y la cabeza del páncreas con sensibilidad de 80 – 90 %. (9)

Signo de Ransohoff:

Pigmentación amarillenta de la región umbilical, indicativo de rotura del conducto colédoco.

Método de Mallet – Guy

Paciente en decúbito lateral derecho con los muslos semi flexionados sobre el abdomen, coloca su mano derecha de modo que se encuentre frente al noveno cartílago, a una distancia 3-4 cm del reborde costal, se deprime la pared abdominal anterior colocando los dedos debajo de la parrilla costal, en dirección a la región latero vertebral izquierda.

Se levanta la base de la mano y se hunden los dedos en la profundidad por encima del estómago, que es rechazado a la derecha.

 Al provocar dolor profundo en el páncreas, puede ser Indicativo para cáncer de páncreas con una sensibilidad de 92 % y especificidad de 85 %. (9)

Maniobra de Mc Burney

Se ubica en una línea trazada entre la espina iliaca anterosuperior derecha y el ombligo a 4-5 cm de la espina o en la unión de sus tercios externo y medio, se explora comprimiendo con el dedo índice, si despierta dolor y/o signos de rebote se describe sensibilidad 97% y especificidad 50% para apendicitis. (9)

Signo de Rovsing

Dolor referido a la fosa ilíaca derecha al presionar sobre la fosa ilíaca izquierda. También es indicativo de apendicitis aguda. (9)

Signo del Psoas

El paciente en decúbito ventral, el examinador lentamente flexiona el muslo derecho, haciendo que el psoas se contraiga. La prueba es positiva si el movimiento le causa dolor.

Sensibilidad 16% y Especificidad 95% apendicitis retrocecal, abscesos del psoas, algunas pancreatitis. (9)

Signo del Obturador

Es provocado en el hipogastrio al flexionar el muslo derecho y rotar la cadera hacia adentro si despierta dolor y/o signos de rebote se describe sensibilidad 20-70% y especificidad 40-96%para apendicitis. Es positivo en la apendicitis pélvica, abscesos intra pélvicos, etc. (9)

Maniobra de Lanz

El dolor se puede obtener al presionar en un punto situado en la unión del 1/3 externo derecho y 1/3 medio de la línea biespinosa. Se produce dolor en casos de apendicitis aguda. Este signo tiene una sensibilidad estimada del 69 %. (9)

Signo de Blumberg

Dolor por rebote de la víscera inflamada sobre la pared abdominal al retirar la mano bruscamente después de la palpación profunda sobre la zona dolorosa, en la fosa ilíaca derecha es indicativo de irritación peritoneal con sensibilidad 98%, especificidad 57%. (9)

Tacto vaginal

Exploramos el útero y anejos, masas, desencadenamiento del dolor a la palpación del cuello, etc. Es importante realizar una exploración bimanual: tacto vaginal-abdomen. Mediante la percusión abdominal valoramos la existencia de matideces o timpanismos abdominales. (9)

Examen rectal

Dolor excesivo no atribuible a la propia exploración, así como la determinación de la presencia de puntos dolorosos. La prostatitis y la inflamación de las vesículas seminales pueden simular un abdomen agudo. Presencia de tumefacciones o zonas de supuración.

Inspección del guante una vez realizado el tacto rectal en busca de sangre, moco u otros productos patológicos. (9)

Examen genital

Imprescindible en toda exploración abdominal. Es importancia la palpación de los orificios herniarios, ya que las hernias pueden producir un cuadro de abdomen agudo, sobre todo si se complican con incarceración. Punción abdominal y el lavado peritoneal: la inyección de 1000 mL de suero salino permite diagnosticar la presencia de sangre, pus, bilis o contenido intestinal en la cavidad peritoneal. (9)

EXPLORACIONES COMPLEMENTARIAS

Pruebas de laboratorio

Hemograma

— Recuento leucocitario y fórmula. La leucocitosis puede ser menor o no aparecer.
— La presencia de anemia nos puede orientar a un sangrado, proceso maligno. (7)

Bioquímica

— Glucosa, creatinina, urea e iones: nos permiten valorar el estado de hidratación y la función renal. Una alteración en el cociente urea-creatinina refleja la deshidratación del paciente.
— Iones (Na, K, Cl): hipoclorémica – hiponatremia hipopotasemia en pacientes con vómitos y depleción de volumen grave. (9)
— Perfil hepático

La determinación de las enzimas hepáticas (AST, ALT, fosfatasa alcalina y GGT), es obligada ante todo paciente con dolor abdominal agudo centrado en el cuadrante superior derecho del abdomen, epigastrio o región periumbilical, así como ante la sospecha de pileflebitis como complicación secundaria a un foco séptico inflamatorio en otra región del abdomen (p. ej.: apendicitis, diverticulitis). (6) La determinación de amilasa para confirmar la sospecha de pancreatitis aguda, encuentra la dificultad de su escasa especificidad, dado que este parámetro puede elevarse en otros procesos abdominales graves como la oclusión intestinal con estrangulación, la perforación de una úlcera gastroduodenal o la isquemia mesentérica aguda, además de algunas causas ginecológicas de dolor abdominal. La determinación de lipasa es más específica. (6)

Gasometría venosa

— Valora las alteraciones del equilibrio ácido-base (vómitos, diarreas, cetoacidosis diabética, así como el estado de perfusión tisular mediante la cuantificación de lactato sérico.

Coagulación

— Ante sospecha de sepsis, hepatopatía y posibilidad de indicación quirúrgica.

Hemocultivos

El hallazgo de hematuria, piuria y proteinuria es común en la infección del tracto urinario, pero a menudo se observan en la apendicitis aguda. De hecho, entre el 20 y el 40% de los pacientes con apendicitis aguda muestran alteraciones en el sedimento urinario y la piuria es común en el anciano. (6)

Electrocardiograma

Pueden aparecer cambios en el ECG, asociados a pancreatitis aguda y shock, así como a alteraciones electrolíticas. La presencia de arritmias tipo fibrilación auricular puede orientarnos hacia el diagnóstico de abdomen agudo de origen vascular. (9)

Pruebas de imagen

Gráfico 1: Abdomen agudo por tumor ovárico torsionado.

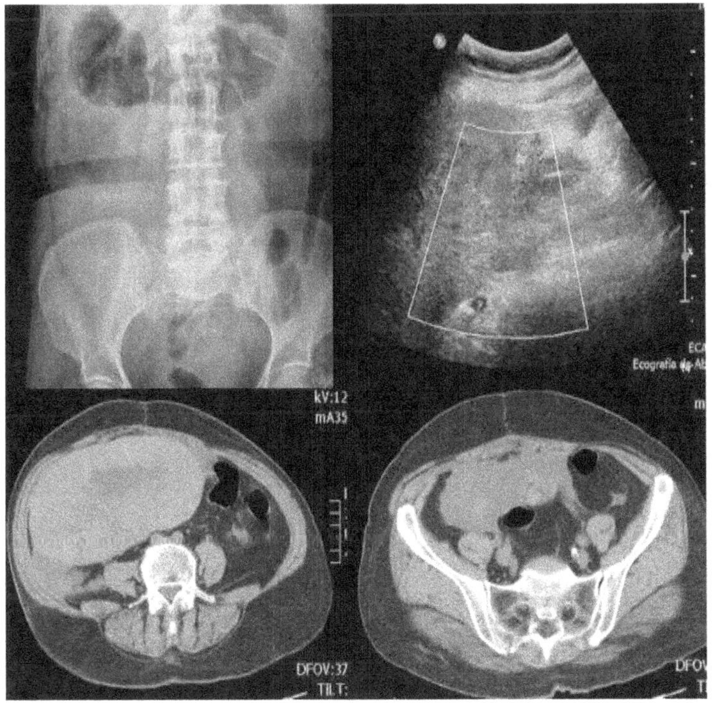

DESCRIPCIÓN: Rx. abdomen dilatación de colon transverso. Sensación de masa en mesogastrio y pelvis. Se evidencia gas distal. TAC abdominopélvico sin (insuficiencia renal): gran masa de 17cm en flanco derecho con imagen pediculada a cuerpo uterino, posible torsión de masa ovárica o mioma pediculado. Ecografía abdominal: masa parcialmente necrosada dependiente de ovario, apreciando ovillo de vasos entre ella y el útero indicativo de probable torsión de masa sólido anexial y líquido libre intraperitoneal.

Fuente: Abdomen agudo por tumor ovárico torsionado. (Sociedad española de radiología de urgencias) 2015.

— Rx de tórax AP y LAT. Permite descartar las causas torácicas de dolor abdominal (neumonías basales, neumotórax, hernias diafragmáticas). Valoraremos la existencia de derrame pleural izquierdo en las pancreatitis. (10)

— Rx de abdomen

Gráfico 2: Rx simple de abdomen que muestra distensión de asa del intestino delgado en un caso de oclusión intestinal por adherencia postapendicectomía.

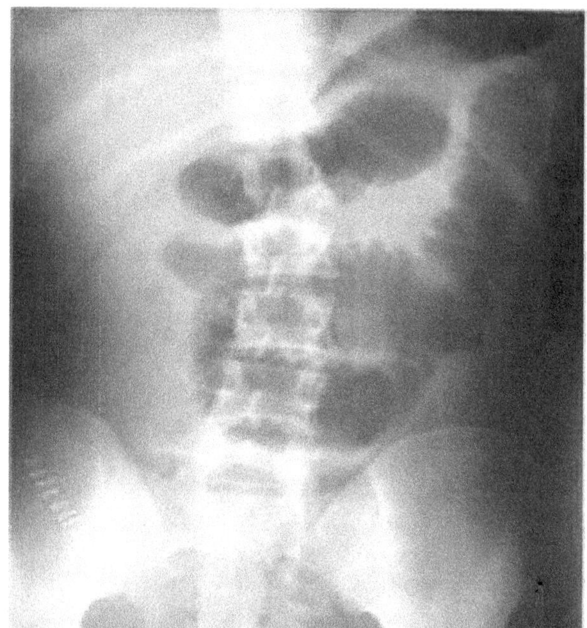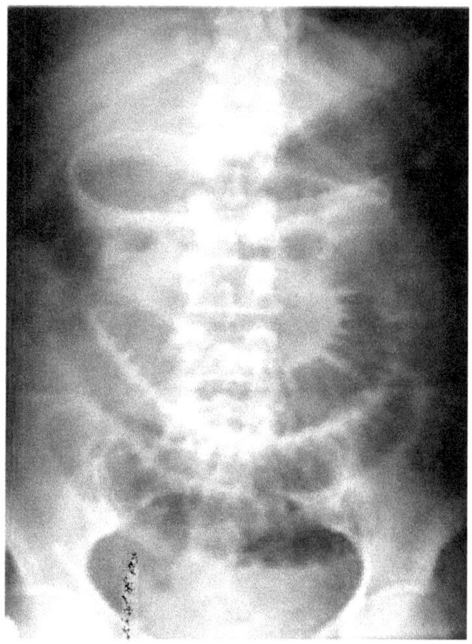

Fuente: Dolor abdominal agudo. (Departamento de Medicina. Universidad de Zaragoza) 2016.

Útil ante la sospecha de perforación y obstrucción, en las que se evaluará la presencia de gas libre subdiafragmático y niveles hidroaéreos a desnivel respectivamente. Su mayor utilidad sigue siendo la detección de signos de perforación o de obstrucción intestinal, aunque la ausencia de estos signos no excluye en modo alguno este diagnóstico. (10)

La demostración de aire libre intraperitoneal (neumoperitoneo) es diagnóstico de perforación de víscera hueca. La sensibilidad en obstrucción intestinal es del 69 y 57%. (6)

Signos característicos de oclusión son la distensión de las asas (más de 2,5 cm), la presencia de niveles hidroaéreos y el signo de la cuenta de rosarios (string of beads), resultante del atrapamiento de burbujas de gas que flotan en el líquido retenido sobre las válvulas conniventes, signo patognomónico de obstrucción. (6)

La presencia de íleo, impresiones dactilares (thumb-printing) o de gas intramural (neumatosis) o en el territorio venoso portal constituye un hallazgo inequívoco de gangrena.

El signo del grano de café es el hallazgo clásico del vólvulo sigmoideo en una radiografía simple (o directa) de abdomen.

Consiste en un asa de colon sigmoides marcadamente dilatada que se extiende desde la pelvis y ocupa la mayor parte del abdomen en una radiografía convencional.

Gráfico 3: Rx de abdomen vólvulo sigmoideo (signo del grano de café).

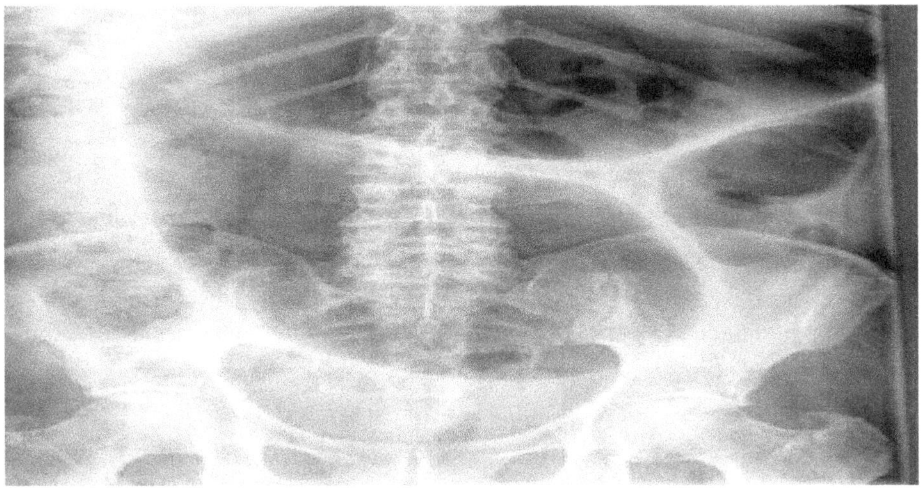

Fuente: Técnicos radiólogos (Actualidad en Radiología Médica, Tecnologías y Actividades Profesionales) 2014.

— Ecografía abdominal.

Gráfico 4. Ultrasonido en corte longitudinal del apéndice de otro paciente, en el que se visualiza una imagen redondeada ecogénica y una sombra acústica posterior en su interior, que representa un apendicolito.

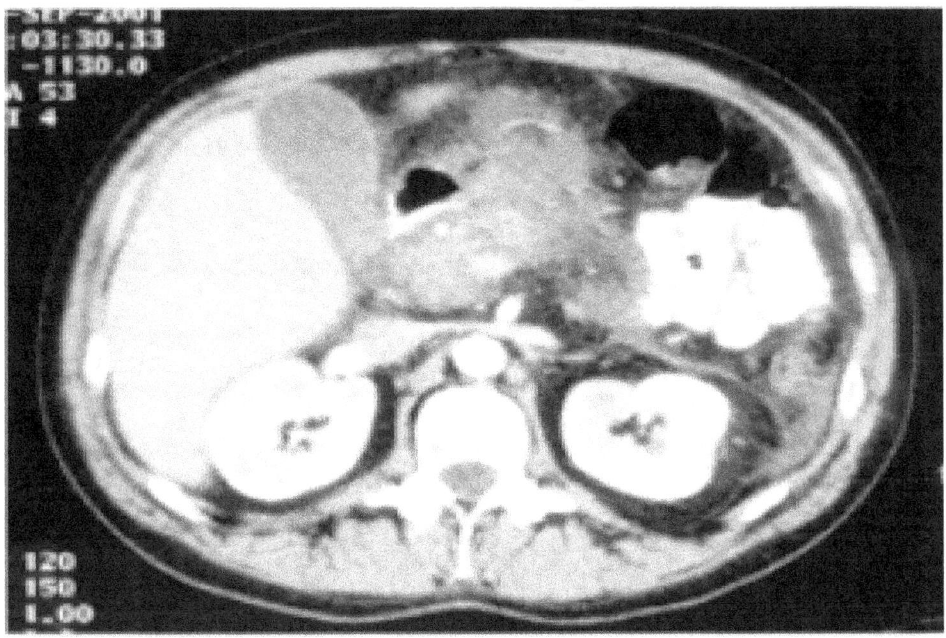

Fuente: Apendicitis aguda: hallazgos radiológicos y enfoque actual de las imágenes diagnósticas. (Rev Colomb Radiol) 2014.

Útil en la valoración de hipogastrio, hipocondrio derecho e izquierdo. La solicitaremos ante la sospecha clínica de: Patología hepatobilopancreática: colecistitis, colangitis, dilatación de vías biliares.

Masas abdominales inflamatorias: apendicitis, diverticulitis (más indicada la TAC) sobre todo, en pacientes de sexo femenino, para descarte simultáneo de patología ginecológica. Ya que el Gold estándar, para ayuda diagnóstica de procesos inflamatorios intraabdominales es la tomografía axial computarizada de abdomen, pelvis, abscesos y colecciones intraabdominales.

Patología genitourinaria: pielonefritis, obstrucción urinaria aguda y disección de aneurisma aórtico. (11)

— TAC abdominal:

Gráfico 5: Imagen de una pancreatitis aguda obtenida por TC abdominal. Obsérvese el aumento difuso de la glándula pancreática con infiltración y desdibujamiento del plano graso peripancreático.

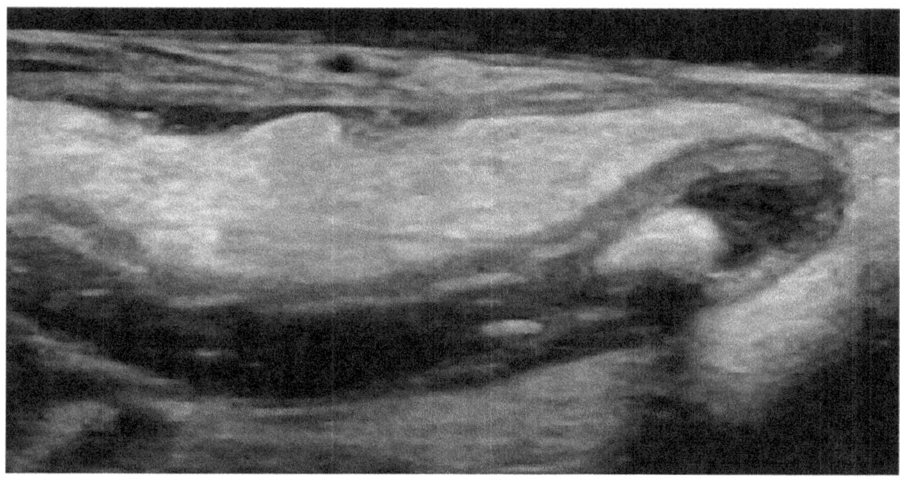

Fuente: Dolor abdominal agudo. (Departamento de Medicina. Universidad de Zaragoza) 2016.

De especial utilidad es en el anciano, donde la TC abdominal es capaz de establecer el diagnóstico de la causa en el 75% de los casos totales y en el 85% de aquellos que precisan una resolución quirúrgica. (6)

Las principales indicaciones de la TAC son:

- Patología aórtica aguda. Aneurisma de aorta abdominal.
- Patología retroperitoneal (hematoma).
- Isquemia mesentérica. (12)
- Pancreatitis aguda grave.
- Abscesos abdominales.
- Procesos inflamatorios intestinales con duda diagnóstica.

— Laparoscopia y/o laparotomía exploradora. Se valorará la realización en aquellos casos en los que los resultados de las exploraciones complementarias no sean concluyentes como opción diagnóstica y terapéutica. (10)

ESCALAS DIAGNÓSTICAS

Gráfico 6: Escala de Alvarado modificada.

Manifestaciones clínicas y de laboratorio		Valor
Síntomas	**M**, Migración del dolor	1
	A, Anorexia	1
	N, Náuseas y vómito	1
Signos	**T**, (del inglés *tenderness*) Hipersensibilidad en cuadrante inferior derecho	2
	R, Rebote (signo de Blumberg), dolor a la descompresión 80% de los casos.	1
	E, elevación de la temperatura >38 °C, Síndrome febril	1
Laboratorio	**L**, Leucocitosis >10,000	2
	S, (del inglés *shift to the left*) desviación a la izquierda de neutrófilos-neutrofilia- > 75%	1

RIESGO	PROBABILIDAD	TRATAMIENTO
RIESGO BAJO (0-4 puntos)	7,7 %	Observación ambulatoria
RIESGO INTERMEDIO (5-7 puntos)	57,6%	Hospitalización y laboratorio y estudios de imagen.
RIESGO ALTO (8-10 puntos)	90,6%	Cirugía inmediata

Gráfico 7: Escala de RIPASA.

Escala RIPASA	
Datos	**Puntos**
Hombre	1
Mujer	0.5
< 39.9 años	1
> 40 años	0.5
Extranjero NRIC*	1
Síntomas	
Dolor en fosa iliaca derecha	0.5
Náusea/vómito	1
Dolor migratorio	0.5
Anorexia	1
Síntomas < 48 h	1
Síntomas > 48 h	0.5
Signos	
Hipersensibilidad en fosa iliaca derecha	1
Resistencia muscular voluntaria	2
Rebote	1
Rovsing	2
Fiebre > 37° < 39 °C	1
Laboratorio	
Leucocitosis	1
Examen general de orina negativo	1

*NRIC: Carta de identidad de registro nacional

Fuente: Ramírez, G. Estrada, S. Escalas Diagnósticas y su utilidad en la evaluación clínica del Síndrome doloroso abdominal en el primer escalón de atención médica. Rev Sanid Mex 2017; 71:321-331

Gráfico 8: Escala de AIR

Escala AIR	Puntos
Síntomas	
Dolor en fosa ilíaca derecha	1
Vómito	1
Signos	
Rebote/resistencia muscular fosa ilíaca derecha	
Leve	1
Moderada	2
Grave	3
Temperatura >38.5°C	1
Laboratorio	
10.000-14.900 cel/mm³	1
> 15.000 cel/mm³	2
Leucocitosis	
Neutrofilia	
70-84%	1
> 85%	2
Proteína C reactiva	
10-49 g/l	1
> 50 g/l	2

PROBABILIDAD	PUNTAJE	TRATAMIENTO
BAJA	0-4	Seguimiento ambulatorio
INDETERMINADA	5-8	Observación intrahospitalaria. Estudios de imagen
ALTA	9-12	Exploración quirúrgica

Modificado de: Bolívar, M. Osuna, B. Análisis comparativo de escalas diagnósticas de apendicitis aguda: Alvarado, RIPASA y AIR. Cirugía y Cirujanos. 2018; 86(2).

TRATAMIENTO

Hay que establecer el diagnóstico diferencial entre entidades que requieran tratamiento médico y aquellos que constituyan una emergencia quirúrgica.

Criterios de tratamiento quirúrgico:

- Peritonitis localizada o difusa (apendicitis aguda, hernia estrangulada).
- Perforación de víscera hueca (existencia de neumoperitoneo).
- Obstrucción intestinal completa.

Pueden requerir tratamiento quirúrgico:

- Colecistitis aguda.
- Diverticulitis aguda.
- Pancreatitis aguda.
- Megacolon tóxico.

MANEJO DEL ABDOMEN AGUDO

- Hospitalización
- Sonda Nasogástrica: Examinar el contenido gástrico, descartar hemorragia digestiva, descompresión gástrica se realiza ante obstrucción intestinal e íleo paralítico o cuando se realiza cirugía en el estómago o el intestino aspiración de contenido de fluidos gástricos para el lavado u obtención de una muestra para análisis, además permite drenaje o lavado en sobredosis de drogas o envenenamiento, Alimentación y administración de medicamentos.
- Sonda vesical. Para medición de diuresis y en casos severos medición de presión intraabdominal.
- Cateterismo Venoso Central: Cuando el paciente cumpla criterios o indicaciones de colocación del mismo.
- Antibioticoterapia de amplio espectro.
- Control seriado del examen físico del abdomen por un mismo equipo médico quirúrgico.
- Control seriado de las funciones vitales.
- Una vez compensado el paciente proceder a realizar los exámenes auxiliares.
- Laparotomía.

PRONÓSTICO

El pronóstico de abdomen agudo dependerá en gran medida del tiempo que sea necesario para identificarlo, descubrir la causa responsable y poder tratar al paciente de la forma más adecuada y específica posible.

La valoración del abdomen agudo en los ancianos requiere más tiempo y probablemente sean necesarias más pruebas complementarias que en otros sujetos más jóvenes.

La mortalidad crece con la edad, llegando a ser unas 10 veces más elevada en los pacientes mayores de 80 años que en el grupo de pacientes de 50 años.

No se justifica sólo por la mayor fragilidad de la población anciana, sino que existen otros factores, todavía más decisivos, como son:

— Un menor índice de exactitud diagnóstica.
— Un tiempo más prolongado para la identificación del proceso responsable del abdomen agudo.

El retraso en el tratamiento quirúrgico y por las condiciones previas del paciente que tan sólo nos permitan una cirugía paliativa. Se ha demostrado en varios estudios (7, 8) que la edad por sí sola no aumenta la morbilidad, mortalidad ni estancia hospitalaria. Por lo que todo paciente con las características de abdomen agudo debe ser tratado inmediatamente para evitar complicaciones o la muerte.

BIBLIOGRAFÍA

1. Solari A, Quintana B, Yánez A. Abdomen agudo. Rev Smiba Cir [en línea] 2016 [Fecha de acceso 14 de mayo 2016]; No. 107 disponible en: http://smiba.org.ar/revista/smiba_01/abdome1.htm
2. Puchaicela G, Criollo J, Roma J. Abdomen agudo potencialmente quirúrgico no obstétrico durante el embarazo. Rev Archivos Venezolanos de Farmacología y Terapéutica Cir [en línea]. 2018.[Fecha de acceso 01 enero 2018] No. 3 disponible en: http://www.revistaavft.com/images/revistas/2018/avft_3_2018/5_abdomen_agudo.pdf
3. Prieto G. Causas inesperadas de abdomen agudo. Rev Colomb Cir [en línea]. 2016. [Fecha de acceso 9 de septiembre de 2016]; No. 31 disponible en: http://www.scielo.org.co/pdf/rcci/v31n4/v31n4a6.pdf

4. Ferrer H. tratamiento del abdomen agudo quirúrgico por cirugía endoscópica. Rev Cubana Cir [en línea]. 2018. Fecha de acceso 15 de noviembre del 2017]; No. 2 disponible en: http://scielo.sld.cu/scielo.php?script=sci_arttext&pid=S0034-74932018000200003
5. Definición del dolor disponible en http://www.comsegovia.com/paliativos/pdf/curso2014/sesion2/1%20DOLOR.DEFINI.DIAGINTERDISCIPLINAR.SESION2.pdf
6. Montoro M, Casamayor. Dolor abdominal agudo. [base de datos en línea]. Zaragosa: unidad de gastroenterología y hepatología disponible en: https://www.aegastro.es/sites/default/files/archivos/ayudas-practicas/06_Dolor_abdominal_agudo.pdf
7. Chú A,Cuenca S, López M. Anatomía y fisiología del sistema nervioso. 1a. ed. Machala: UTMACH; 2015.
8. Salvador E, Bonilla C, Quinteros B Abdomen agudo quirúrgico. Un reto diagnóstico. Medigraphic [en línea] 2017. [Fecha de acceso 2 noviembre 2011]; No. 4 disponible en: https://www.medigraphic.com/pdfs/cirgen/cg-2017/cg174b.pdf
9. Albert M, Hecheverria S, Pino Y, Gomez A. Guía básica para la confección de una historia clínica xi. el examen físico particular del aparato digestivo. Policlínico universitario vedado. [en línea]. 2014. No. 1 disponible en: http://uvsfajardo.sld.cu/sites/uvsfajardo.sld.cu/files/10_guia_ef_digestivo.pdf
10. Bassy N, Rodriguez J, Dombriz E. Abdomen agudo. Tratado de geriatría para residentes. [en línea] 2010. No. 14 disponible en: https://www.google.com/search?client=firefoxd&sxsrf=ALeKk01i0uGGHfYmjU2xKMyWjQ_mnph8Zg%3A1586731447171&ei=t5mTXrqECqWfytMPvJOL6AQ&q=Bassy+N%2C+Rodriguez+J%2C+Dombriz+E.+Abdomen+agudo.pdf
11. Arévalo M, Moreno E, Ulloa L. Apendicitis aguda: Hallazgos radiológicos y enfoque actual de las imágenes diagnósticas. Rev colomb radiol. [en line] 2014. [Fecha de acceso 11 de septiembre del 2013]; No. 1 disponible en: https://www.webcir.org/revistavirtual/articulos/noviembre14/colombia/apendicitis_aguda_colombia_esp.pdf
12. Ramírez M, Sánchez J, López García A, Villalobos H. Isquemia mesentérica aguda: urgencias que exige un abordaje diagnóstico integral. Sociedad mexicana de radiología e imagen [en línea]. 2015. Fecha de acceso 1 enero del 2015; No. 1 disponible en: https://www.webcir.org/revistavirtual/articulos/2016/3_agosto/mex/isquemia_mesenterica.pdf

CRISIS ASMÁTICA

Arias Nieto Edgar Fernando

INTRODUCCIÓN

El asma es una enfermedad de la vía aérea de carácter inflamatorio crónico que se asocia con hiperreactividad bronquial, limitación reversible del flujo aéreo y síntomas respiratorios, su ataque agudo es una afección frecuente en niños y jóvenes adultos, siendo una de las razones más comunes en consultas del servicio de emergencia y hospitalización. **La atención adecuada es fundamental, por su prevalencia y riesgos potencialmente mortales. (1)**

Todos los pacientes con asma corren el riesgo de tener exacerbaciones. La gravedad puede variar de leve a potencialmente mortal, siendo por lo tanto de particular importancia establecer planes de prevención, educación y racionalización terapéutica a nivel primario de salud que estabilice la enfermedad y disminuyan las agudizaciones, la mortalidad fundamentalmente está vinculada a una inadecuada valoración de la severidad del paciente, lo que trae como consecuencia un tratamiento inadecuado en la emergencia y un retraso en su ingreso hospitalario. (2)

DEFINICIÓN

Se considera al asma un síndrome en el que hay diferentes manifestaciones, caracterizadas por inflamación de la vía aérea y limitación variable del flujo espiratorio que cursa con hiperreactividad bronquial, en el cual intervienen diversas células y mediadores de la inflamación, condicionada en parte por factores genéticos, por acción medicamentosa o espontáneamente. Presentando signos clínicos tan dinámicos y variables que es un síndrome que agrupa diferentes formas de enfermedad. Las crisis o ataques de asma son el aumento progresivo de los síntomas y signos de dificultad respiratoria sean de forma individual o combinada, sobre todo en el componente de flujo aéreo respiratorio. (3) (4)

EPIDEMIOLOGÍA

La Organización Mundial de la Salud (OMS), menciona que aproximadamente 150 millones de personas padecen este trastorno y los casos de mortalidad directa bordean los 2 millones cada año. Y en el Ecuador, se estima que el asma afecta al 7% de la población.

Según Gonzalo Lascano, alergólogo y pediatra del Hospital Militar, esta dolencia ataca al 80% de niños antes de que cumplan los 5 años, porque es alérgica y crónica, no tiene cura, pero la atención médica oportuna y la constancia en el tratamiento son fundamentales.

Según las cifras del Instituto Ecuatoriano de Estadística y Censos (INEC), en el 2010 se registraron en el país 3275 casos de esta enfermedad, una crisis asmática puede desarrollarse por diversas causas, las más comunes en Ecuador son las infecciones respiratorias, que afectan a unos 100.000 ecuatorianos, la mayoría son niños. (5)

ETIOPATOGENIA

La gama clínica del asma es muy variable, la inflamación de la vía respiratoria es una característica patológica muy común, que está presente aun cuando los síntomas sean episódicos y afecta a toda la vía respiratoria, incluida la mucosa nasal. Sin embargo, la relación entre la gravedad del asma y la intensidad de la inflamación no se ha establecido de forma consistente.6 La mayor parte de afectados, presentan inflamación en el cual se evidencia aumento del número de mastocitos, eosinófilos activados, células natural Killer y linfocitos T helper tipo 2, que liberan mediadores que ocasionan los síntomas de la enfermedad. (7) Las células estructurales de la vía respiratoria también producen mediadores inflamatorios que facilitan la persistencia de la inflamación. Además de la respuesta inflamatoria, con frecuencia hay cambios estructurales característicos, conocidos como remodelación de las vías respiratorias incluyendo entre ellos engrosamiento de la capa reticular de la membrana basal, fibrosis subepitelial, hipertrofia e hiperplasia de la musculatura lisa bronquial, proliferación y dilatación de los vasos, hiperplasia de las glándulas mucosas e hipersecreción de moco, que se asocian con una progresiva pérdida de la función pulmonar e incluso conducir a una obstrucción bronquial en ocasiones irreversible. (8)

CLÍNICA

La intensidad de la crisis puede ir desde una exacerbación leve de los síntomas hasta producir una parada cardiorrespiratoria, por lo que es importante evaluar los síntomas y signos del paciente para realizar una clasificación que permita otorgar el mejor tratamiento según la severidad del episodio, existen factores que hacen que se vea comprometida la vida y deben ser reconocidos inmediatamente. (9)

Se debe considerar asma ante síntomas y signos clínicos de sospecha, como sibilancias, disnea, tos y opresión torácica. Las variaciones estacionales y los antecedentes familiares y personales de atopia. En la anamnesis del paciente se deben considerar, además: el inicio de los síntomas, la presencia de rinitis alérgica o eczema y la historia familiar de asma o atopia, que aumentan la probabilidad de diagnóstico de asma. (4)

Tabla 1. Gravedad de la crisis asmática.

Factor a evaluar	Leve	Moderada-grave	Paro respiratorio inminente
Disnea	Leve	Moderada- intensa	Muy intensa
Habla	Párrafos	Frases- palabras	
Frecuencia respiratoria	Aumentada	>20-30 rpm	
Frecuencia cardiaca	<100 lpm	>100-120 lpm	Bradicardia
Uso de musculatura accesoria	Ausente	Presente	Movimiento paradójico toracoabdominal
Sibilancias	Presentes	Presentes	Silencio auscultatorio
Nivel de conciencia	Normal	Normal	Disminuido
Pulso paradójico	Ausente	> 10-25 mmHg	Ausente
VEF1 o PEF de referencia	>70%	<70%	
Saturación O2 (%)	>95	90-95	<90
PaO2 (mmHg)	Normal	80-60	< 60
PaCO2 (mmHg)	<40	<40	>40

Tomando de: Asensi Monzó MT, Duelo Marcos M, García Merino Á. Manejo integral del asma en Atención Primaria. Madrid: AEPap (ed.). Curso de Actualización Pediatría 2018. Lúa Ediciones 3.0, 489-506, 2018.

DIAGNÓSTICO

<u>Diagnóstico clínico:</u> Es fundamental la anamnesis y la exploración física. Se sospecha asma cuando los síntomas respiratorios: tos seca, sibilancias, fatiga y disnea, se combinan entre ellos y ocurren de forma episódica, recurrente de intensidad variable, y en el tiempo de duración, se debe tener en cuenta cualquier factor predisponente o desencadenante. La historia personal y la familiar de asma y/o atopia, además de un examen físico aumenta la probabilidad de este diagnóstico. (3)

<u>Diagnóstico funcional</u>: La valoración de la función pulmonar para confirmar la limitación variable del flujo aéreo espiratorio es de gran ayuda diagnóstica; mediante una espirometría con test de broncodilatación, quienes describirían los siguientes valores:

Patrón obstructivo:

- FEV1 (Volumen espiratorio forzado en 1 segundo) < 80%

- FVC (Capacidad Vital Forzada) normal

- Coeficiente FEV1/FVC >70%

Y presentar una reversibilidad mínima del 12% o 299ml de valor absoluto tras una prueba broncodilatadora (PBD), considerando la FEV1 basal y la posterior a la inhalación de un beta 2 agonista de vida media usualmente salbutamol 400-600 microgramos o de 500 a 1000 microgramos de terbutalina, y tras una nueva espirometría de 15 a 60 minutos después. (12)

Su rol es el de confirmar el diagnóstico, descartar otras enfermedades, conocer la gravedad y el grado de control del asma, así como la evolución de la función pulmonar. La espirometría, con frecuencia es normal fuera de la crisis lo cual no descarta el diagnóstico de asma, o bien constata el patrón obstructivo con una prueba de broncodilatación positiva. (10) (11)

Si la espirometría es normal, para confirmar el diagnóstico, en una unidad de neumología se pueden realizar test que miden la hiperrespuesta bronquial, en el cual se aprecia cambios en el FEV1 producidos tras la inhalación de concentraciones crecientes de metacolina en el sujeto sano y asmático. El desplazamiento hacia la izquierda de la curva obtenida en el asmático refleja la hipersensibilidad, y su mayor pendiente, la hiperreactividad. (13)

No hay que realizar de rutina una radiografía de tórax, solo ante clínica severa o inusual, resistencia al tratamiento o sospecha de complicaciones (neumotórax, atelectasia). El resto de pruebas complementarias se indicarán en cada paciente en base a la anamnesis y la exploración física.

<u>Diagnóstico etiopatogénico:</u> La atopia y la sensibilización a alérgenos son los factores de riesgo más importantes de desarrollar asma. Es necesario investigar los desencadenantes del asma de cada paciente. (3)

Gráfico 1. Flujograma diagnóstico y manejo del asma

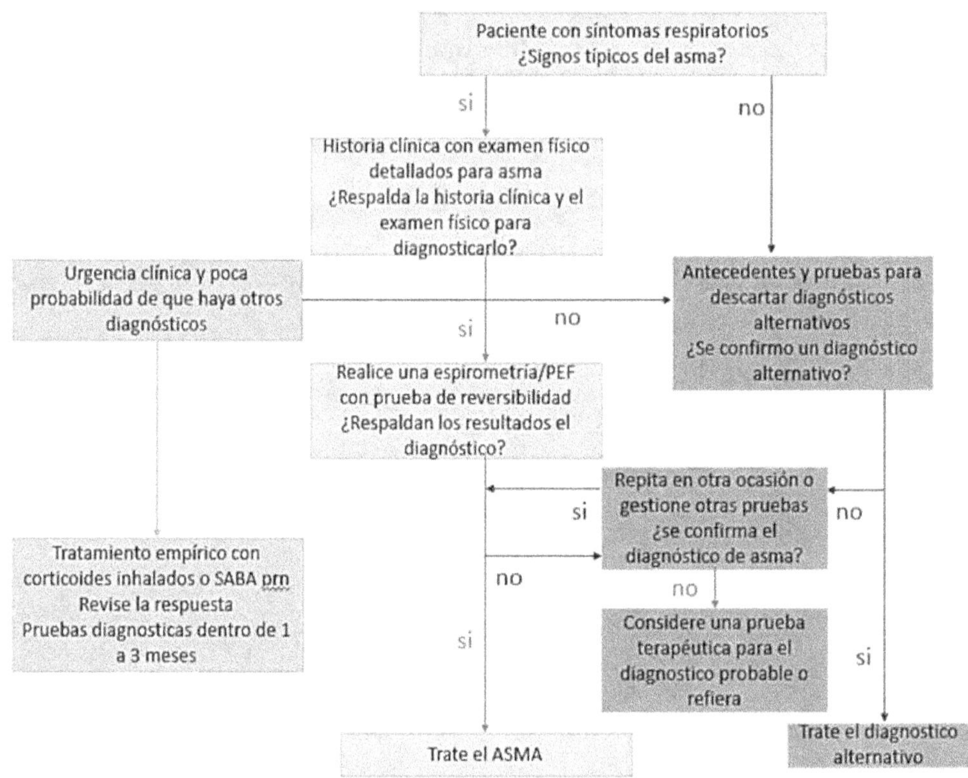

Fuente: Global Initiative for Asthma. Global Strategy for Asthma Management and Prevention. 2017

TRATAMIENTO

El objetivo inmediato del tratamiento de una crisis de asma es preservar la vida del   paciente, revirtiendo la obstrucción bronquial del flujo aéreo y la hipoxemia a la normalidad lo más rápidamente, abordar la fisiopatología inflamatoria subyacente y una vez superada la situación urgente, establecer un plan de tratamiento que prevenga futuras crisis.

Constituyendo una emergencia médica que debe ser evaluada y tratada con rapidez, la evaluación constituye un proceso con dos dimensiones diferentes:

1. Evaluación estática a los efectos de determinar la severidad de la crisis.
2. Evaluación dinámica con el fin de evaluar la respuesta al tratamiento

En el examen físico deberá prestarse particular atención a la apariencia del paciente, particularmente al uso de la musculatura accesoria como un indicador de severidad. Otros síntomas y signos como disnea, sibilancias, frecuencia respiratoria mayor de 30 y la cardíaca mayor de 120 por minuto, tienen una pobre correlación con el grado de obstrucción o son de difícil valoración (recomendación tipo D)

<u>Evaluación estática:</u> Comprende la identificación de los siguientes aspectos:

- Pacientes con riesgo vital
- Tipo de exacerbación según gravedad (leve, moderada-grave, paro cardiorrespiratorio inminente)
- Objetivar el grado de obstrucción de vía aérea
- Descartar la presencia de complicaciones

Tabla 2. Evaluación estática del asma

Anamnesis	Examen físico	Medición objetiva
• Tiempo transcurrido desde el inicio de la exacerbación • Grado de severidad del asma • Cualquier antecedente o síntoma sugerente de anafilaxia • Factores que predisponen a crisis asmáticas mortal • Datos de manejo de su patología medicamentos dosaje adherencia crisis	• Signos vitales • Signos de gravedad de la crisis asmática • Factores agravantes • Signos de otras condiciones que podrían explicar la dificultad respiratoria.	• Oximetría de pulso. Saturación menos a 90% requerirá de terapia agresiva • PEF

Fuente: Asensi Monzó MT, Duelo Marcos M, García Merino Á. Manejo integral del asma en Atención Primaria. Madrid: AEPap (ed.). Curso de Actualización Pediatría 2018. Lúa Ediciones 3.0, 489-506, 2018.

Intervención inicial: Dependiendo del tipo de exacerbación y una vez identificado el riesgo vital de la crisis asmática se procede a determinar el lugar de manejo y el tratamiento más adecuado. Es importante destacar que toda exacerbación que se considere como de riesgo vital, (paro cardiorrespiratorio inminente) debe ingresar a la Unidad de pacientes críticos de emergencia ante la posibilidad de necesitar manejo avanzado de vía aérea o ventilación mecánica invasiva, y a la unidad de terapia intensiva para manejo posterior.

<u>Evaluación dinámica:</u> Esta debe realizarse al menos 1 hora después de haber iniciado el tratamiento I y consiste en:

- Comparar los cambios obtenidos en el grado de obstrucción de la vía aérea en respuesta al tratamiento inicial
- Predecir la respuesta al tratamiento
- Valorar la necesidad de otras pruebas diagnósticas Se debe determinar la presencia o no de sintomatología, objetivar el grado de obstrucción y la saturación de oxígeno.

Tratamiento secundario: Según la evaluación dinámica, se debe determinar donde se continuará tratamiento; en caso de buena respuesta (estable, asintomático, VEF1 >60%) se puede otorgar el alta con las respectivas indicaciones de tratamiento y control. Si la respuesta al tratamiento inicial no fue óptima, (Inestable, sintomático, VEF1 <60%)

Criterio de ingreso a UCI:

- Paro respiratorio
- Alteración de la conciencia
- Obstrucción muy grave con deterioro de su condición
- Sa02 < 90% a pesar de administración de oxígenos suplementario
- Necesidad de intubación orotraqueal o soporte ventilatorio
- Neumotórax

Fármacos usados en crisis asmáticas:

Los agonistas β2 adrenérgicos de acción corta inhalados (βAAC) son los fármacos broncodilatadores más eficaces y rápidos en el tratamiento de la exacerbación asmática. Se emplea salbutamol (o terbutalina, sin diferencia entre ellos) a dosis de 200 a 400 µg con cámara de inhalación (de 2 a 4 inhalaciones) cada 20 minutos durante la primera hora. La falta de respuesta, en los casos de manejo extrahospitalario obliga a una derivación a un Servicio de Urgencias hospitalario. Cuando la respuesta es buena, se continúa con salbutamol a dosis de 2 inhalaciones cada 3-4 horas hasta la remisión de la crisis. (Evidencia A)

El uso de glucocorticoides sistémicos acelera la resolución de las exacerbaciones y previene las recaídas. Excepto en crisis muy leves, deben administrarse siempre y de forma lo más precoz posible, especialmente si:

a) No se consigue una reversión de la obstrucción pulmonar con βAAC inhalados.
b) El paciente estaba tomando ya glucocorticoides orales.
c) El paciente ha tratado ya su pérdida de control previa con otras opciones terapéuticas sin éxito.
d) Existen antecedentes de exacerbaciones previas que requirieron glucocorticoides orales. (Evidencia A)

Exacerbación moderada-grave

La primera medida es la administración de oxígeno sin demora, mediante cánula nasal o mascarilla tipo Venturi, a un flujo que permita conseguir una saturación superior a 90 %. (Evidencia A)

En pacientes con mayor grado de obstrucción hay que ser cuidadosos con la administración de oxígeno a flujo alto. Es preferible alcanzar saturaciones en torno a 93-95 % que del 100 %. (Evidencia B)

Los βAAC constituyen el tratamiento broncodilatador de primera línea. Tanto las dosis como los intervalos de administración deberán individualizarse en función del sistema de administración elegido y la respuesta terapéutica. Hay evidencia de que el sistema más costo-efectivo es la utilización de cartucho presurizado con cámara de inhalación; sin embargo, ésta es menor en los pacientes con crisis muy graves. Evidencia A).

En una revisión sistemática en 2013 quien evalúo la efectividad del uso de beta-agonistas en crisis asmáticas agudas reveló que no hay superioridad en cuanto a tasas de hospitalización, y en cuanto al periodo de remisión de síntomas ligeramente superior el uso de inhaladores con cámara sobre las nebulizaciones principalmente en niños, en adultos resultó no ser significativamente superior. No participaron pacientes con severidad en sus síntomas. (14)

La utilización de bromuro de ipratropio, en la fase inicial de las exacerbaciones moderadas o graves de forma simultánea a un βAAC, se asocia a un incremento mayor de la función pulmonar (estimada por FEV1 o PEF) y a un descenso de las hospitalizaciones, en comparación con el empleo de solo βAAC. (Evidencia A)

Los glucocorticoides sistémicos aceleran la resolución de la crisis y evitan las recidivas. En un metaanálisis en 2001 concluyó, que el uso de corticoides sistémicos, sean administrados por vía parenteral u oral, son más efectivos que la vía inhalada evitando complicaciones, necesidad de hospitalización y sus efectos adversos fueron no significativamente superior al placebo. Y tuvo mejores resultados en pacientes en cuales presentaron signos de severidad y en los que no había antecedente de uso esteroides. (15)

Deben prescribirse de forma precoz, en la primera hora del tratamiento en Urgencias, ya que su efecto comienza a las 4-6 horas tras su administración, siendo usado los corticoides de acción intermedia como prednisona y prednisolona usualmente.

Tabla 3. Clasificación de corticoides según tiempo de acción.

Tiempo de acción	Corticoide	Semivida (horas)
Acción corta	Hidrocortisona	8-12
Acción intermedia	Deflazacort	12-36
	Prednisona	12-36
	Presnisolona	12-36
	Metilprednisolona	12-36
	Triamcinolona	24-48
Acción prolongada	Parametasona	36-54
	Dexametasona	36-72
	Betametasona	36-72

Fuente: Helguera J. M. Corticoides sistémicos usados en el asma estable y agudizado. LIVEMED [en línea]. 2019. [tomado el 5 de mayo de 2020] disponible en: https://www.livemed.in/blog/-/blogs/corticoides-sistemicos-en-el-asma-estable-y-agudizado (16)

Están especialmente indicados si no hay una mejoría tras la primera dosis de βAAC, si el paciente ya estaba tomándose, o si tenía antecedentes de crisis anteriores en las que los hubiera requerido. (Evidencia A).

Criterios de hospitalización

La decisión de ingreso debe realizarse en las tres primeras horas de inicio del tratamiento de la crisis porque, más allá de este periodo, no se suele incrementar de manera significativa el nivel de broncodilatación ya conseguido. (Evidencia C).

Aunque la evaluación del estado clínico y función pulmonar realizada en la primera hora de evolución en Urgencias ya permite predecir la necesidad de hospitalización. (Evidencia B).

Los pacientes que tras haber recibido un tratamiento correcto para el nivel de gravedad de la crisis permanezcan sintomáticos, o requieran aporte de oxígeno para mantener una saturación superior al 92 % o muestren una reducción de la función pulmonar (FEV1 o PEF menores del 40 % de su teórico), deben ser hospitalizados. (Evidencia D).

Los pacientes que no cumplan esos criterios podrán ser dados de alta tras un periodo de observación clínica, no menor de 60 minutos, para comprobar que se mantienen en situación estable. (Evidencia B). (4)

Gráfico 2. Algoritmo Manejo de la crisis asmática.

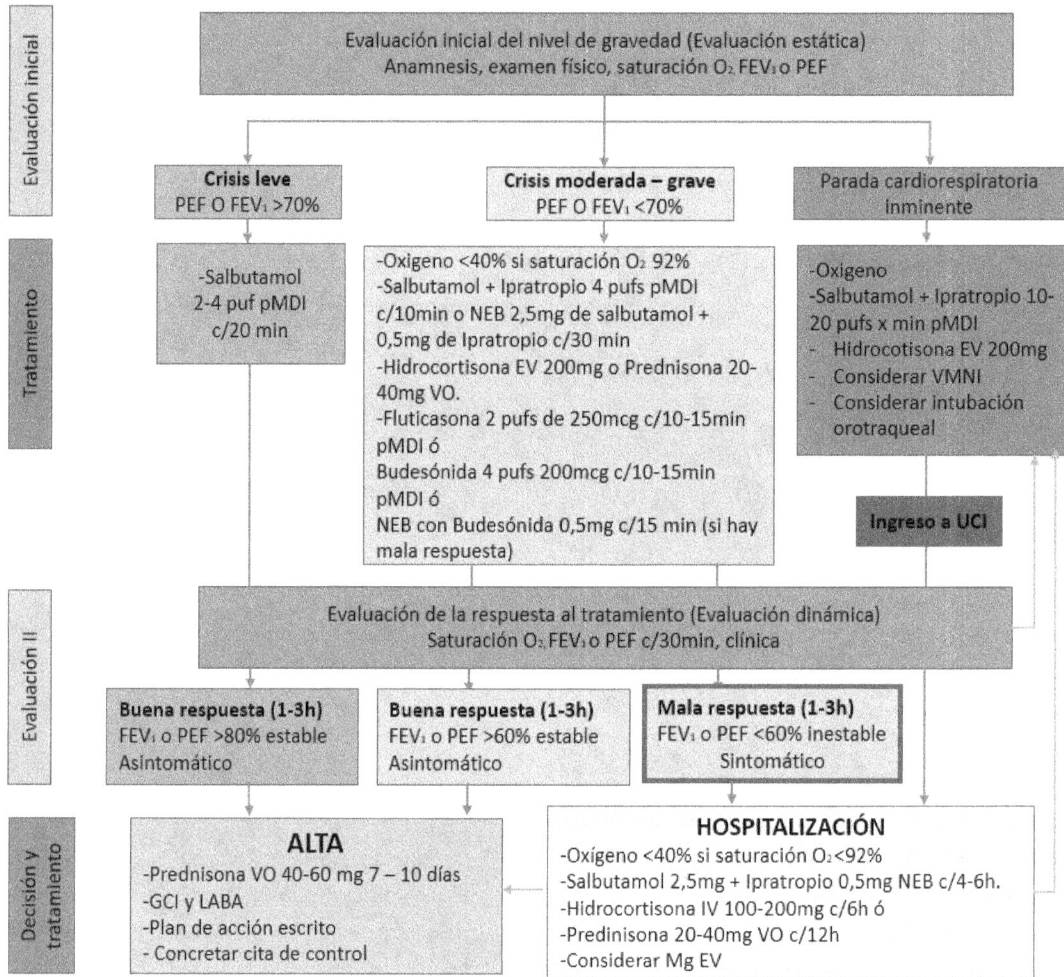

FEV1 : volumen espiratorio forzado en el primer segundo; **PEF:** flujo espiratorio máximo; **SaO2 :** saturación de oxihemoglobina; **pMDI:** inhalador presurizado; **NEB:** nebulizado; **VO:** vía oral; EV: vía endovenosa; **GCI:** glucocorticoides inhalados; **VMNI:** ventilación mecánica no invasiva; min: minuto; mg: miligramo; µg: microgramo; c/: cada; **LABA:** agonista b2 -adrenérgico de acción larga

Fuente: GEMA, Guía española para el manejo del asma, Madrid, Editorial Luzán5, 2019.

BIBLIOGRAFÍA

1. Luciana Indinnimeo, Guideline on management of the acute asthma attack in children by Italian Society of Pediatrics. Italian Journals of Pediatrics, 44(46), 1-10, 2018.

2. Rodrigo C. Asma aguda severa: su manejo en la emergencia y cuidado intensivo. Medicina Intensiva, 40(9), 460-470, 2006.

3. Asensi Monzó MT, Duelo Marcos M, García Merino Á. Manejo integral del asma en Atención Primaria. Madrid: AEPap (ed.). Curso de Actualización Pediatría 2018. Lúa Ediciones 3.0, 489-506, 2018.

4. GEMA[4.4], Guía española para el manejo del asma, Madrid, Editorial Luzán5, 2019.

5. Boletín de prensa OPS. Ecuador, El Comercio [en línea] 2013 [tomado: 19/02/2020] URL disponible en: https://www.paho.org/ecu/index.php?option=com_content&view=article&id=916:mayo-7-2013&Itemid=972

6. Levine SJ, Wenzel SE. Narrative review, The role of Th2 immune pathway modulation in the treatment of severe asthma and its phenotypes. Ann Intern Med; 152: 232-7. 2010

7. Barnes PJ. Pathophysiology of allergic inflammation. Immunol Rev; 242: 31-50. 2011

8. Al-Muhsen S, Johnson JR, Hamid Q. Remodeling in asthma. J Allergy Clin Immunol; 128: 451-62. 2011

9. Alvarez M; Sandoval P, Naretto E. Crisis asmática, Guías Clínico Respiratorio, [tomado el 20/02/2020] URL disponible en: https://www.medfinis.cl/img/manuales/crisis_asma.pdf

10. Bercedo A, Úbeda M, Juliá J,. El Pediatra de Atención Primaria y la Espirometría forzada. (Actualización 2015) [en línea]. Protocolos del GVR (Publicación P-GVR-2) [Tomado el 20/02/2020]. URL Disponible en http://www.respirar.org/images/viasrespiratorias/espirometria_forzada_p_gvr_2_2015.pdf

11. Global Initiative for Asthma. Global Strategy for Asthma Management and Prevention. [en línea] 2017. [tomado el 20/02/2020]. URL disponible en http://ginasthma.org/2017-gina-report-global-strategy-for-asthmamanagement-and-prevention/

12. López O. Inducción a la interpretación a la espirometría. [en línea]. 2016 [tomado el 03/04/2020]. URL disponible en: https://alatorax.org/es/descargar/adjunto/97-g8iqav-interpretaespiroolj2016.pdf

13. Perpiñá M. Hiperrespuesta bronquial en el asma. Patogenia y medición. Archivos de Bronconeumonía, [en línea] 2004. volumen 40, S5. [tomado el 03/04/2020] URL disponible en: https://www.archbronconeumol.org/es-vol-40-num-s5-sumario-X0300289604X33980.

14. Cates CJ, Welsh EJ, Rowe BH. Holding chambers (spacers) versus nebulisers for beta-agonist treatment of acute asthma. Cochrane Database of Systematic Reviews 2013, Issue 9. Art. No.: CD000052. DOI: 10.1002/14651858.CD000052.pub3.

15. Rowe BH, Spooner C, Ducharme F, Bretzlaff J, Bota G. Early emergency department treatment of acute asthma with systemic corticosteroids. Cochrane Database of Systematic Reviews 2001, Issue 1. Art. No.: CD002178. DOI: 10.1002/14651858.CD002178.

16. Helguera J. M. Corticoides sistémicos usados en el asma estable y agudizado. LIVEMED [en línea]. 2019. [tomado el 05/05/2020] disponible en: https://www.livemed.in/blog/-/blogs/corticoides-sistemicos-en-el-asma-estable-y-agudizado

NEUMONIA ADQUIRIDA EN LA COMUNIDAD

Cervantes Zavala Vinicio Alejandro

INTRODUCCIÓN

Esta patología ataca con más frecuencia a personas adultas inmunocomprometidas, como inmunodeficiencia heredada, adquirida o neutropenia inducida por fármacos, que incluyen pacientes con cáncer que reciben activamente quimioterapia, pacientes infectados con VIH con recuentos de CD4 suprimidos y con trasplante de órganos o medula ósea. (4)

Con la situación actual a nivel mundial es necesario también hablar sobre el nuevo virus SARS CoV2. El 31 de diciembre del 2019 las autoridades de la República Popular China comunicaron a la OMS varios casos de neumonía de etiología desconocida en Wuhan, una ciudad situada en la provincia China de Hubei. Una semana más tarde confirmaron de que se trataba de un nuevo coronavirus que ha sido denominado SARS-CoV-2. Al igual que otros de la familia de los coronavirus, este virus causa diversas manifestaciones clínicas englobadas bajo el termino COVID-19, que incluyen cuadros respiratorios que varían desde el resfriado común hasta cuadros de neumonía grave con síndrome de distrés respiratorio, shock séptico y fallo multi-orgánico. La mayoría de los casos de COVID-19 notificados hasta el momento debutan con cuadros leves. (5)

Este capítulo aborda la entidad clínica de neumonía adquirida fuera del entorno hospitalario. Aunque la neumonía adquirida en la comunidad se diagnostica con frecuencia sin el uso de una radiografía de tórax especialmente en el entorno ambulatorio, nos hemos centrado en estudios que utilizaron criterios radiográficos para definición de neumonía adquirida en la comunidad, dada la inexactitud de signos y síntomas clínicos solo para diagnóstico de neumonía adquirida en la comunidad. (3)

DEFINICIÓN

La neumonía adquirida en la comunidad es una afección aguda con origen infeccioso que compromete el parénquima pulmonar y se caracteriza por su adquisición fuera del ambiente hospitalario. Para su diagnóstico es necesario complementar los antecedentes con los hallazgos producto de la exploración física, que usualmente son sugestivos a un proceso infeccioso agudo (fiebre) acompañado de signos o síntomas de dificultad respiratoria o evidencia radiológica de un infiltrado pulmonar. (3)

Otros textos lo definen como una infección e inflamación del parénquima pulmonar, producida por diferentes microorganismos, que se asocia a síntomas como tos, expectoración, fiebre, escalofrío, sudoración y disnea, además signos auscultatorios de inflamación pulmonar, (crepitantes o ruidos respiratorios alterados . (4)

EPIDEMIOLOGÍA

Según datos de la organización mundial de la salud, en el año 2010 la incidencia mundial de neumonía adquirida en la comunidad en paciente menores de cinco años fue de aproximadamente 0,29 episodios por paciente-año, es decir que de la población mundial un 0,29 % al año estuvo afectada, esto equivale a 151,8 millones de nuevos casos por año; de los cuales un 8,7 % ameritaron hospitalización por la severidad de los casos. (2)

Se han registrado a nivel mundial 6,3 millones de muertes en pacientes menores de 5 años en el año 2013, siendo las enfermedades infecciosas el 51,8 % causas, de las cuales la neumonía encabeza la lista con 14,9% correspondiente a 935000 muertes para ese año. (2)

La neumonía es una de las principales causas de morbilidad en el país, en los hombres ocupa el segundo lugar (18,39%), seguido de la apendicitis aguda y en las mujeres el cuarto (17,39%). Después de colelitiasis, apendicitis aguda, y trastornos del sistema urinario, según el INEC 2013. (6)

De acuerdo a la Organización Mundial de la Salud (OMS), alrededor de 1,6 millones de personas fallecen al año por esta enfermedad, que ocupa el tercer lugar entre las causas de mortalidad adulta. (6)

En Ecuador, la distribución de camas hospitalarias de dotación normal para el área de neumología en 2017, de acuerdo al INEC fue del 1,61%. Fueron dados de alta más hombres (15.274) que mujeres (14.730). (6)

ETIOPATOGENIA

Los antibióticos recomendados para el tratamiento empírico de la neumonía adquirida en la comunidad se basan en seleccionar agentes efectivos contra la mayor cantidad de bacterias que causa la neumonía adquirida en la comunidad. Tradicionalmente, estos patógenos bacterianos incluyen *Streptococcus pneumoniae, Haemophilus influenzae, Mycoplasma pneumoniae, Staphylococcus aureus, Legionella* species, *Chlamydia pneumoniae* y *Moraxella catarrhalis*. La etiología de la neumonía adquirida en la comunidad cambia constantemente, sobre todo con la introducción de la vacuna conjugada neumocócica y por tal motivo hay un reconocido incremento del rol de los patógenos virales. (4)

Desde el punto de vista anatomopatológico, la neumonía se localiza en el parénquima pulmonar; específicamente en las unidades de intercambio gaseoso (bronquiolos terminales y respiratorios, alvéolos e intersticio). Al llegar al alvéolo los microorganismos se multiplican y originan una respuesta inflamatoria. (3)

La etiología de la neumonía adquirida en la comunidad en el paciente varía de acuerdo al grupo de edad. No obstante solo se consigue identificar al agente responsable en un 30 – 40% de los casos. En pacientes menores de 2 años, las causas más frecuentes son las virales (80%), producidas por el *Virus Sincitial Respiratorio, Rinovirus, Parainfluenza, Influenza* y *Adenovirus*. A medida que se incrementa la edad predomina la etiología bacteriana, como el *Streptococcus pneumoniae, Mycoplasma pneumoniae* y *Chlamydia pneumoniae* (tabla 1). Las coinfecciones se presentan en un tercio de los casos. (3)

Tabla 1. Etiología de la neumonía adquirida en la comunidad por grupo de edad.

1 a 3 meses	3 meses a 5 años	Mayor de 5 años
Virus respiratorios	Virus respiratorios	*S. pneumoniae*
S. Grupo B	*S. pneumoniae*	*M. pneumoniae*
C. trachomatis	*H. influenzae* b	*C. pneumoniae*
Enterobacterias	*H. influenzae* NT	*Virus respiratorios*
S. aureus	*M. pneumoniae*	*H. influenzae* NT
Bordetella pertussis	*C. pneumoniae*	*Coxiella burnetti*
	Moraxella catarrhalis	*M. tuberculosis*
	S. aureus	
	M. tuberculosis	

Fuente: Ministerio de Salud Pública. Neumonía adquirida en la comunidad en pacientes de 3 meses a 15 años. Guía de Práctica Clínica. Primera Edición: Quito: Dirección Nacional de Normatización, 27; 2017.

Los mecanismos de defensa del sistema respiratorio son barreras anatómicas, células y proteínas, capaces de desarrollar una respuesta eficaz contra microorganismos invasores y de reconocer y eliminar partículas exógenas, células neoplásicas y material endógeno. Cualquier proceso que altere estos mecanismos normales de defensa, condiciona el desarrollo de procesos infecciosos que afectan el parénquima pulmonar (como la neumonía). (3)

Las vías por las cuales los microorganismos penetran al parénquima pulmonar son:

a) Descendente: relacionada con un cuadro respiratorio viral alto previo.
b) Por aspiración: debido a alteraciones en la mecánica de deglución, reflujo gastroesofágico y episodios agudos de epilepsia.
c) Por alteraciones anatómicas, funcionales o inmunológicas: relacionadas con enfermedades como fibrosis quística, tratamientos inmunosupresores e inmunodeficiencias.
d) Por diseminación hematógena. (3)

MANIFESTACIONES CLÍNICAS

La sintomatología de la NAC es inespecífica y su diagnóstico se basa en un conjunto de signos y síntomas relacionadas con una infección de vías respiratorias bajas y afectación del estado general, incluyendo fiebre (>38°C), tos, expectoración, dolor torácico, disnea o taquipnea, y signos de ocupación del espacio alveolar. En los ancianos, no es infrecuente la ausencia de fiebre y la aparición de confusión y empeoramiento de enfermedades subyacentes. (7)

En general no existe ninguna característica, signo clínico, o combinación de ellos, que permita deducir una determinada etiología o diferenciar la NAC de otras infecciones de vías aéreas bajas con suficiente fiabilidad. Sin embargo, la infección por *S. pneumoniae* es más frecuente en pacientes de edad avanzada, con enfermedades subyacentes o con un comienzo súbito, fiebre alta y dolor torácico de características pleuríticas. Del mismo modo, las bacteriemias en las NAC neumocócicas se produce con mayor frecuencia en pacientes del sexo femenino, consumidores de alcohol, pacientes con diabetes mellitus, enfermedad pulmonar obstructiva crónica y en aquellos que presentan tos no productiva. La NAC causada por *L. pneumophila* es más común en pacientes jóvenes, fumadores, sin comorbilidades asociadas y que presenten síntomas de diarreas, signos de infección grave y afectación neurológica multisistémica. La hiponatremia, hipofosfatemia y hematuria también se han relacionado con este microorganismo. Las neumonías víricas están descritas con elevada frecuencia en pacientes con fallo cardiaco congestivo. (7)

DIAGNOSTICO

Tabla 2. Diagnóstico diferencial entre neumonía bacteriana y viral.

	BACTERIANA	VIRAL
INICIO	BRUSCO	VARIABLE
TEMPERATURA	>39°C	FEBRICULA
ESTADO GENERAL	AFECTADO	POCO AFECTADO
AUSCULTACION	ESTERTORES LOCALIZADOS	ESTERTORES BIBASALES
RX	ALVEOLAR O CONDENSACION	INTERSTICIAL
DERRAME PLEURAL	FRECUENTE	NO

Fuente: Navas Oswaldo. Neumonía. Diagnóstico diferencial. República Bolivariana de Venezuela: Slide Share; 2015. 23 diapositivas.

El diagnóstico se realiza a partir de los datos obtenidos durante la anamnesis y el exámen físico, así como interpretación de imágenes y exámenes paraclínicos. Los siguientes criterios ayudan a un diagnóstico adecuado:

1. Al menos un signo, como dificultad respiratoria, matidez, estertores, egofonía, frémito vocal aumentado y aumento de las vibraciones vocales a la palpación. Síntomas como fiebre, malestar general, tos con expectoración, disnea y los ya vistos anteriormente.

2. Signos de respuesta inflamatoria sistémica, como fiebre > 38 °C o hipotermia < 36 °C, frecuencia cardiaca > 90 l. p. m., frecuencia respiratoria > 30 r. p. m., leucocitosis < 12.000 cel. / mm3 o leucopenia < 4000 cel. /mm3, o presencia de cayados de > 10%.

3. Radiografía de tórax con infiltrados alveolares (Imagen 1), intersticiales segmentarios o de cualquier tipo en más de un lóbulo, o derrame pleural.

Imagen 1. Radiografía de tórax AP y lateral de Neumonía Adquirida en la Comunidad.

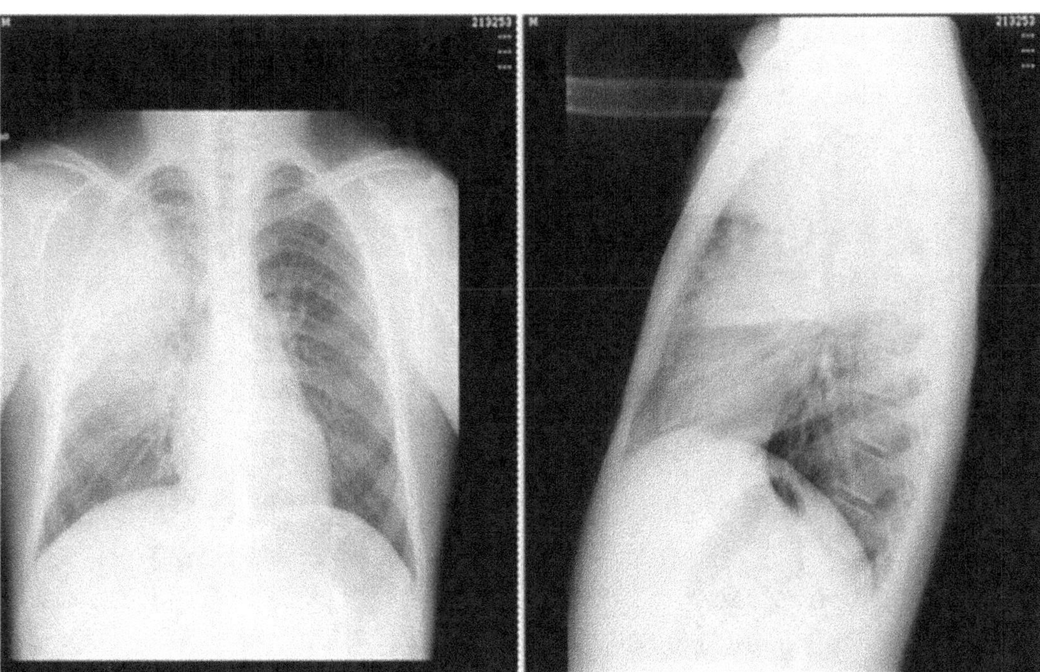

Fuente: Richard G. Wunderink, Grant W. Waterer. Neumonía Adqurida en la Comunidad. Intramed. N Engl J Med. 2014. 16de junio del 2020; 370. https://medicinainternaaldia.wordpress.com/2014/06/24/neumonia-adqurida-en-la-comunidad-actualizacion/.

4. Ausencia de cualquier otra enfermedad que explique los síntomas.

5. Considerar neumonía por aspiración en pacientes cuya aspiración fue presenciada, alteración del estado de conciencia, trastornos de la deglución, obstrucción intestinal o alteración del reflejo nauseoso, o con hallazgos en la radiografía de tórax en lóbulos inferiores (aspiración sentado), segmentos superiores de lóbulos inferiores o posteriores de lóbulos superiores (aspiración en decúbito). (6)

Imagen 2. Radiografía de tórax - Neumonía por Aspiración- Infiltrado en lóbulo superior del pulmón derecho.

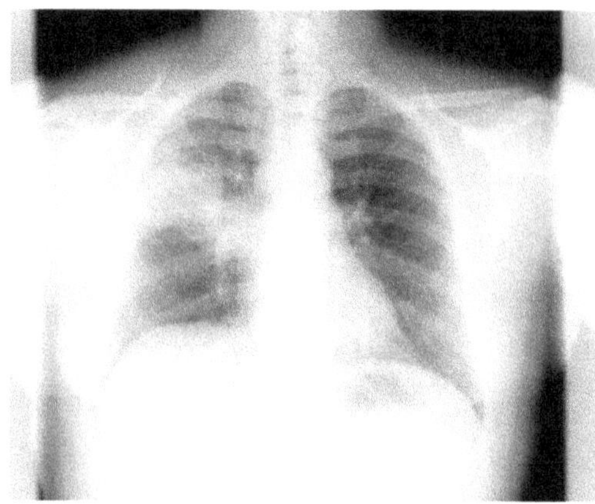

Fuente: Laura Linares Álvarez. Neumonía por broncoaspiración, derivación y tratamiento definitivo. ELSEVIER. EN LINEA. Abril 2015. 16 de junio del 2020; Vol. 41. Núm. 3. https://www.elsevier.es/es-revista-medicina-familia-semergen-40-articulo-neumonia-por-broncoaspiracion-derivacion-tratamiento-S1138359314001038.

Una vez que se cuenta con el diagnostico de neumonía adquirida en la comunidad es necesario identificar la severidad del cuadro (tabla 3).

En la evaluación de severidad de neumonía adquirida en la comunidad se debe realizar en base a escalas de riesgo (CURB65, PSI), de severidad (SMART-COP, CRITERIOS IDSA ATS) y radiológicos NEWS2), en pediátricos DOWNES score y en neonatos SILVERMAN y DOWNES.

Tabla 3. Escalas de evaluación de severidad de la neumonía adquirida en la comunidad CURB-65.

Factor clínico	Puntos
Confusión	1
BUN>19MG/DL	1
FR >O = 30 por min	1
PAS< 90 mm hg	1
PAD< o = 60 mm hg	1
EDAD >O = 65 AÑOS	1

PUNTAJE CURB-65	MORTALIDAD %	RECOMENDACIÓN
0	0,6	Bajo riesgo ambulatorio
1	2,7	
2	6,8	Hospitalizacion corta / seguimiento estrecho
3	14	Neumonia severa/hospitalizar y considerar uci
4 O 5	27,8	
PUNTAJE CURB-65	MORTALIDAD %	Recomendación
0	0,9	Muy bajo riesgo ambulatorio
1	5,2	
2	12	Considerar hospitalización
3 O 4	31,2	Hospitalización

Fuente: Spronhle C. Evaluación de la Gravedad de la Neumonía Adquirida en la Comunidad (NAC). Medicina Familiar PUC [en línea]. 2017. [fecha de acceso 07 de mayo del 2020]; http://medicinafamiliar.uc.cl/html/articulos/162.html.

Tabla 4. Variables para calcular la escala de riesgo PSI (Pneumonia Severity Index) o escala pronostica de FINE

FACTOR DE RIESGO	PUNTOS	FACTOR DE RIESGO	PUNTOS
Demografico		**Comorbilidad**	
Hombre	años	Neoplasia	30+
Mujer	Años -10	Enfermedad Hepática	20+
Institucionalizado	10+	I cardíaca	10+
Laboratorio y Rx		ACV	10+
Ph arterial <7.35	30+	I Renal	10+
BUN>30 mg/dl	20+	**Examen fisico**	
Na <130	20+	Alteración de conciencia	20+
Glucosa >250 mg/dl	10+	FR>30	20+
Hematocrito <30	10+	PAS<90 mmhg	20+
P parcial de O2 <60 mm Hg	10+	T°<35 o >40ºC	10+
Efusion pleural	10+	FC>125 x min	10

Puntaje total	Clasificación Riesgo	Mortalidad % Adultos	Institucionalizados	Recomendación
< 51	I	0,2	0	AMBULATORIO
51 a 70	II	0,5	0	AMBULATORIO
71 a 90	III	2,6	4,8	AMBULATORIO CONTROL ESTRECHO
91 a 130	IV	9,3	12	HOSPITALIZAR
>130	V	24,9	32,9	HOSPITALIZAR

Fuente: Spronhle C. Evaluación de la Gravedad de la Neumonía Adquirida en la Comunidad (NAC). Medicina Familiar PUC [en línea]. 2017. [fecha de acceso 17 de junio del 2020]; http://medicinafamiliar.uc.cl/html/articulos/162.html.

El objetivo del PSI fue identificar pacientes con NAC de bajo riesgo, susceptible de manejo ambulatorio. Ésta escala de gravedad considera la edad, presencia de ciertas comorbilidades y elementos clínicos de gravedad y estratifica a los pacientes en 5 grupos de riesgo con porcentaje creciente de mortalidad según el puntaje obtenido.

Tabla 5. Escala de severidad SMART COP.

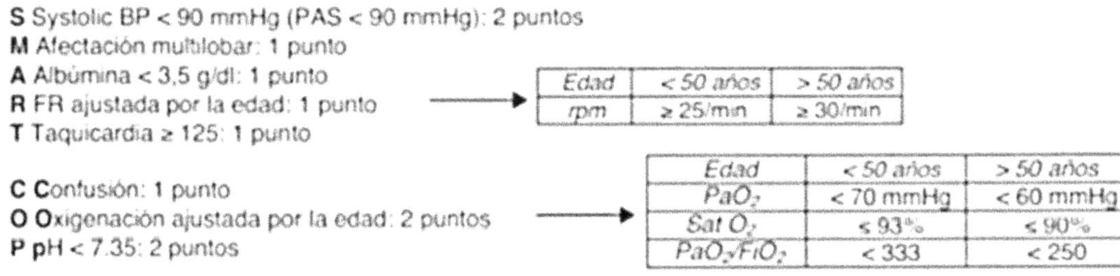

S Systolic BP < 90 mmHg (PAS < 90 mmHg): 2 puntos
M Afectación multilobar: 1 punto
A Albúmina < 3,5 g/dl: 1 punto
R FR ajustada por la edad: 1 punto
T Taquicardia ≥ 125: 1 punto

Edad	< 50 años	> 50 años
rpm	≥ 25/min	≥ 30/min

C Confusión: 1 punto
O Oxigenación ajustada por la edad: 2 puntos
P pH < 7.35: 2 puntos

Edad	< 50 años	> 50 años
PaO_2	< 70 mmHg	< 60 mmHg
Sat O_2	≤ 93%	≤ 90%
PaO_2/FiO_2	< 333	< 250

De 0-2 puntos: **bajo riesgo** de necesidad de SV o SR intensivos
De 3-4 puntos: **moderado riesgo** (1 de 8) de necesidad de SV o SR intensivos
De 5-6 puntos: **alto riesgo** (1 de 3) de necesidad de SV o SR intensivos
Si ≥ 7 puntos: **muy alto riesgo** (2 de 3) de necesidad de SV o SR intensivos

Fuente: Ana Isabel Rubio Babiano. Utilidad de las Reglas de Decisión Clínica en Pacientes con Neumonía Asociada a la Comunidad. Grado en Medicina. Santander: Universidad de Cantabria; junio 2017.

Esta escala, denominada SMART-COP (por las iniciales en inglés de las variables que la componen) consta de 8 variables clínicas y analíticas con diferentes puntos de corte en función de la edad. La escala SMART-COP predice acertadamente el ingreso en UCI y/o el desarrollo de eventos adversos graves (ventilación mecánica, shock y/o fallecimiento).

Tabla 6. Escala de severidad criterios IDSA/ATS.

CRITERIOS DE SEVERIDAD

Criterios menores

- FR > 30 x min b)
- Pao2/FiO2 < 250 b)
- Infiltrados multilobares
- Confusión/Desorientación
- Uremia(BUN>= 20mg/dl)
- Leucopenia (< 4000 cel/mm3)
- Trombocitopenia(<100.000/mm3)
- Hipotermia (temp< 36 º C)
- Hipotensión que requiera reanimación agresiva con líquidos

Criterios mayores
- Ventilación mecánica invasiva
- Shock Séptico con necesidad de vasopresores

a)Otro criterios considerados **menores** son: hipoglicemia, etilismo agudo, cirrosis, asplenia, acidosis metabólica inexplicable, lactato sérico
b)Se pueden sustituir por la necesidad de Vent no invasiva

IDSA/ ATS Guidelines for CPA in Adults. CID2007:44(Suppl 2). S 27

Fuente: Wilmer Corzo. Neumonía adquirida en la comunidad. ESPAÑA: Slide Share; 2016. 47 diapositivas.

La escala de gravedad IDSA/ATS enumeran un conjunto separado de criterios mayores y menores para definir la "neumonía grave" para determinar qué pacientes con sospecha de NAC merecen cuidados intensivos.

Además, recomienda valorar dicho ingreso si el paciente presenta, al menos, tres de los criterios menores. La existencia de 2 criterios menores o 1 mayor sería indicación de ingreso en UCI, lo que aumenta la especificad al 94% y mantiene una sensibilidad del 78%.

Tabla 7. Escala de severidad NEWS2 (National Early Warning score).

PARÁMETRO FISIOLÓGICO	3	2	1	0	1	2	3
FRECUENCIA RESPIRATORIA	<=8		9-11	12-20		21-24	>=25
ESCALA 1 DE SO2 (%)	<=91	92-93	94-95	>=96			
ESCALA 2 DE SO2 (%)a	<=83	84-85	86-87	88-92, >=93 CON AIRE	93-94 CON O2	95-96 CON O2	>=97 CON O2
¿AIRE U OXIGENO?		OXÍGENO		AIRE			
PRESION ARTERIAL SISTOLICA	<=90	91-100	101-110	11-219			>=220
FRECUENCIA CARDIACA	<=40		41-50	51-90	91-110	111-130	>=131
ESTADO DE CONSCIENCIA				ALERTA			CVDNb
TEMPERATURA (°C)	<=35		35,1-36	36,1-38	38,1-39	>=39,1	

a Aplicar si paciente padece insuficiencia respiratoria con hipercapnia (como EPOC).
b Confusión o delirio; no respuesta a estímulos verbales o dolorosos; sin respuesta a estímulos.

Fuente: Royal College of Physicians. (2017). National Early Warning Score (NEWS) 2: Standardizing the assessment of acute-illness severity in the NHS. En Updated report of a working party (Vol. 17). https://doi.org/10.1111/j.1478-5153.2012.00540_3.x.

Se considera que los pacientes tienen "riesgo clínico bajo" con un agregado de 4 puntos o menos, "riesgo bajo – medio" si un parámetro individual puntúa 3, "riesgo medio" con puntuaciones de 5 o 6; una puntuación NEWS de 7 o más tiene "alto riesgo" y amerita monitoreo continuo de signos vitales, así como posible traslado a una unidad de cuidados intensivos.

NEWS 2 Es un puntaje de alerta temprana desarrollado en 2012 por el Royal College of Physicians de Reino unido con el objetivo de estandarizar el monitoreo clínico e integrarlo de manera rutinaria en su sistema nacional de salud (NHS).

Tabla 8. Escala de CO-RADS para evaluación de probabilidad de infección de COVID-19.

CO-RADS*		
	Chance of COVID-19	**CT findings**
CO-RADS 1	Highly unlikely	normal or non-infectious abnormalities
CO-RADS 2	Unlikely	abnormalities consistent with infections other than COVID-19
CO-RADS 3	Equivocal	unclear whether COVID-19 is present
CO-RADS 4	Probable	abnormalities suspicious for COVID-19
CO-RADS 5	Highly likely	typical COVID-19
CO-RADS 6	PCR proven	

Fuente: Bai y col. (2020). Radiología en Publicado en línea: Rendimiento de los radiólogos para diferenciar COVID-19 de la neumonía viral en la TC de tórax. https://radiologyassistant.nl/assets/tab-corads.png

Tabla 9. Escala de CO-RADS para evaluación de probabilidad de infección de COVID-19 con TC

CO-RADS 1
Improbable.
Normal o anormalidades no
relacionadas con infección.

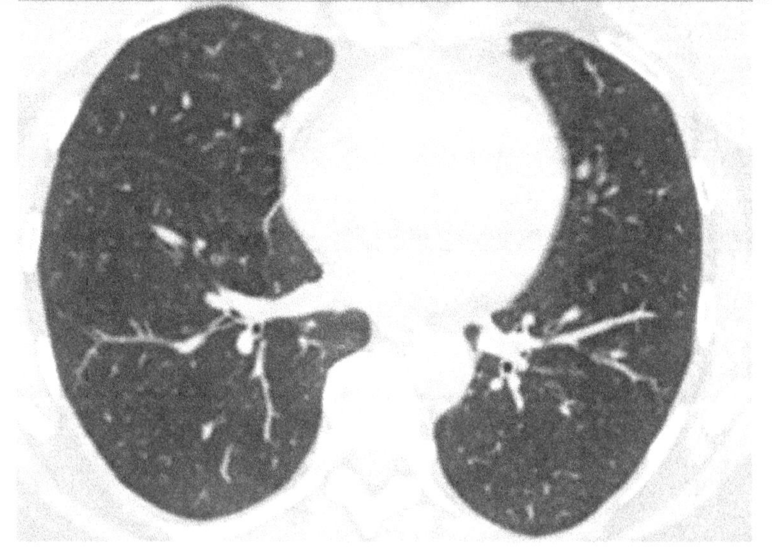

CO-RADS 2
Baja probabilidad.
Anormalidades compatibles con infecciones no relacionadas con COVID-19.
No hay datos típicos de COVID-19.

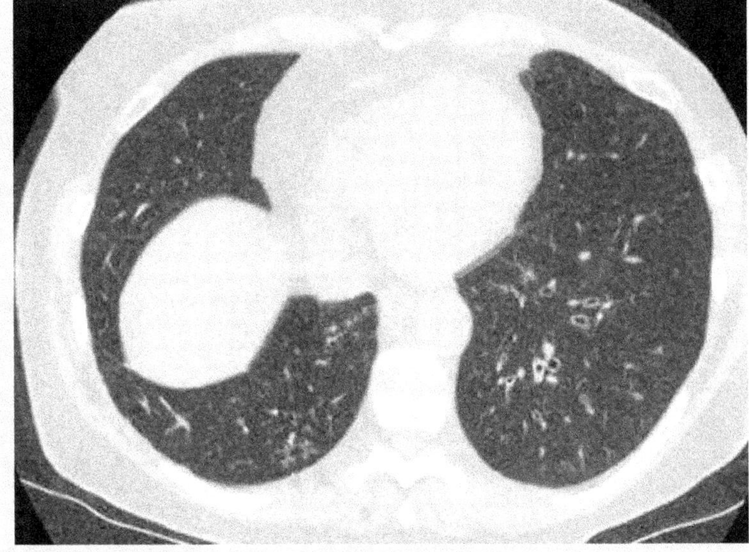

CO-RADS 3
Intermedia.
No hay anormalidades que indiquen infección pero no está clara la relación con COVID-19.

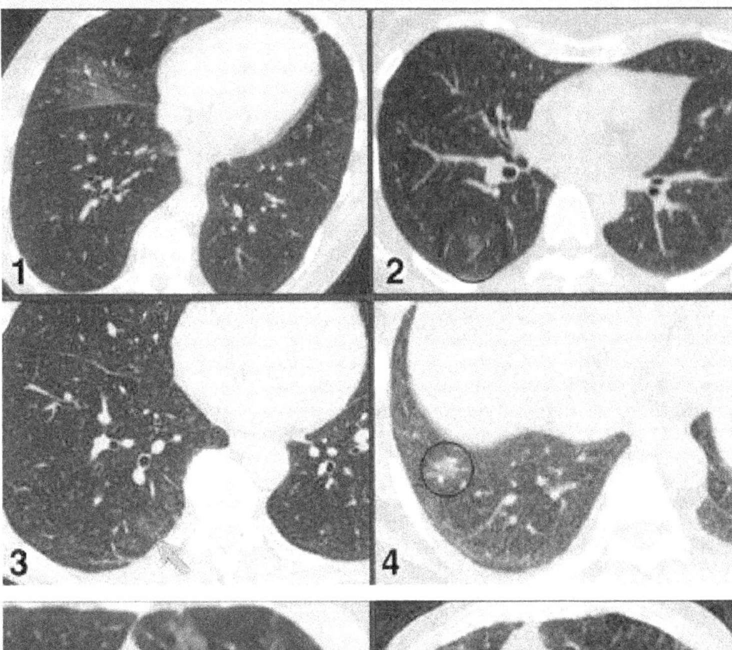

CO-RADS 4
Altamente sugestiva.
Anormalidades que hacen sospechar de COVID-19; vidrio esmerilado unilateral, consolidaciones multifocales sin ningún otro hallazgo típico.
Cuadro clínico sospechoso de COVID-19

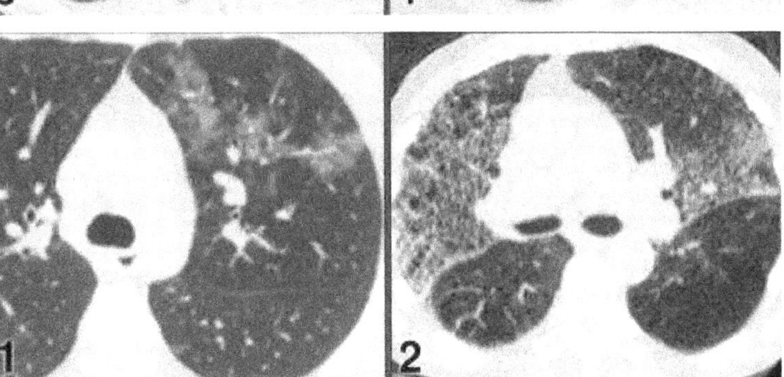

CO-RADS 5
Muy sugestiva.
Hallazgos típicos de COVID-19: imágenes en vidrio despulido multifocales, distribución basal y periférica, adelgazamiento vascular, patrón en empedrado.

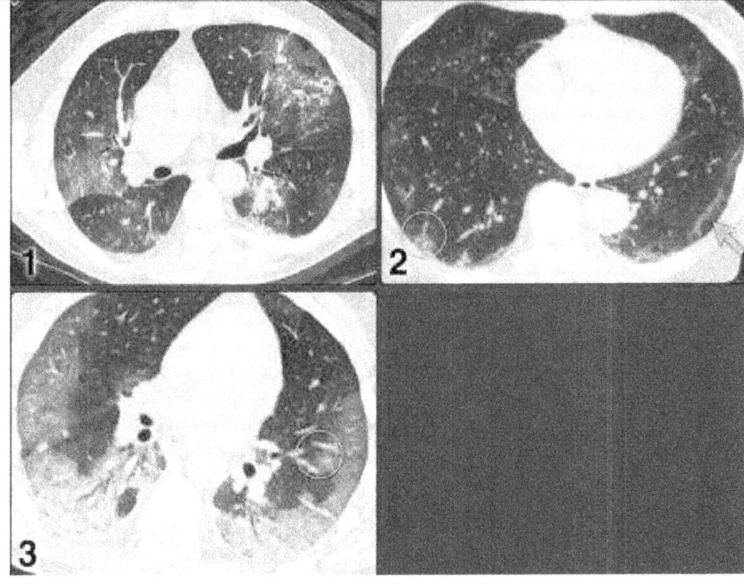

CO-RADS 6
Confirmada con PCR.
Hallazgos típicos de COVID-19 Y PCR-RT positivo

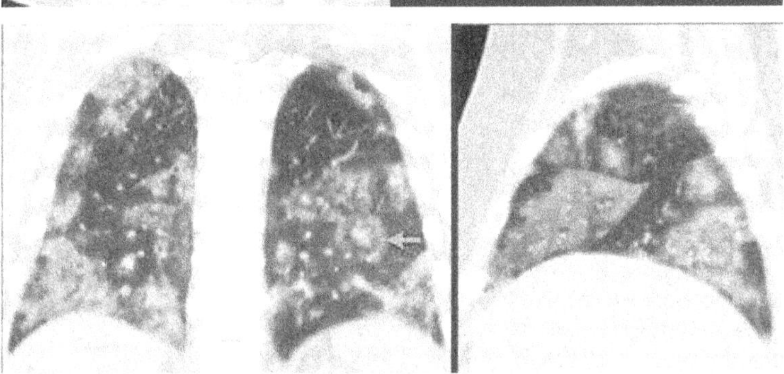

Fuente: Bai y col. (2020). Radiología en Publicado en línea: Rendimiento de los radiólogos para diferenciar COVID-19 de la neumonía viral en la TC de tórax. https://radiologyassistant.nl/chest/covid-19-corads-classification#corads-classification-corads-1

La clasificación CO-RADS es un sistema de notificación estandarizada para pacientes con sospecha de infección por COVID-19 desarrollado para un entorno de prevalencia moderada a alta.

Este es un sistema de clasificación propuesto por radiólogos en los países bajos y todavía está en progreso. (12)

Según los hallazgos de TC (tomografía computarizada), el nivel de sospecha de infección por COVID-19 se clasifica desde muy bajo o CO-RADS 1 hasta muy alto o CO-RADS 6, la gravedad y el estadio de la enfermedad se determina con comentarios sobre la comorbilidad y un diagnóstico diferencial.(12)

Tabla 10. Evaluación de severidad escala de Wood Downes Modificada en niños.

	0	1	2	3
Estridor	No	Leve	Moderado	Grave
Tiraje	No	Leve	Moderado	Grave
Ventilación (auscultación)	Normal	Poco disminuida	Moderada disminución	Marcada disminución
Color	Normal	Normal	Subcianosis	Cianosis
Nivel de conciencia	Normal	Irritable al explorarlo	Ansioso	Depresión del sensorio

Clasificación: ≤6 puntos: crisis leve; 7-8 puntos: crisis moderada; ≥9 puntos: crisis grave.

Fuente: Dificultad Respiratoria en Niños. [En línea].Faros: FAROS Sant Joan de Déu; 2016. (17 de junio del 2020). https://faros.hsjdbcn.org/es/articulo/como-reconocer-cuando-nino-presenta-dificultad-respiratoria.

Tabla 11. Evaluación de severidad escala de Downes en Neonatología.

SIGNOS	0	1	2
FRECUENCIA RESPIRATORIA	<=59 X´	60-80 X´	>=81X´
CIANOSIS CENTRAL	No	Con aire ambiental	con O2 al 40 % O apneas
ENTRADA DE AIRE	Buena	Regular	Mala
QUEJIDO ESPIRATORIO	No	Débil, audible con fonendoscopio	Audible a distancia
RETRACCIONES SUBCOSTALES O SUBXIFOIDEAS	No	Moderadas	marcadas

Puntuación: 1-3: Dificultad respiratoria leve = oxígeno al 40 % con Hood. 4-6: dificultad respiratoria moderada= CPAP. >=7: dificultad respiratoria severa = ventilación mecánica.
Fuente: Kathy Garcés. Enfermedad de Membrana Hialina o Síndrome de Dificultad Respiratoria. [Diapositivas]. Ecuador: Slide Share; 2016. 33 diapositivas.

Tabla 12. Evaluación de severidad escala de Silverman-Anderson.

SIGNOS	0	1	2
Movimiento tóraco-abdominales.	Rítmicos y regulares	Tórax inmóvil, abdomen en movimiento	Disociación toraco-abdonminal
Tiraje intercostal	no	leve	Intenso y constante
Retracción xifoidea	no	leve	Intenso
Aleteo nasal	no	leve	Intenso
Quejido respiratorio	no	Audible con estetoscopio	Audible sin estetoscopio

Puntuación: 1-3: Dificultad respiratoria leve. 4-7: dificultad respiratoria moderada. 8-10: dificultad respiratoria severa.
Fuente: Kathy Garcés. Enfermedad de Membrana Hialina o Síndrome de Dificultad Respiratoria. [Diapositivas]. Ecuador: Slide Share; 2016. 33 diapositivas.

Todos los pacientes con sospecha o confirmación de NAC deben tener radiografía pleuropulmonar de tórax, gasometría arterial y pulsoximetría. Exámenes básicos como función renal, hepática y electrolitos resultan de gran ayuda para la clasificación de acuerdo con las diferentes escalas disponibles; sin embargo, la disponibilidad de ayudas diagnosticas para NAC es muy amplia y en algunos casos costosa, por tanto, algunos paraclínicos se reservan para pacientes hospitalizados o con alto riesgo de complicaciones. (6)

La búsqueda etiológica en pacientes ambulatorios es opcional, dado que usualmente la respuesta al tratamiento empírico es adecuada; por ende, se recomienda solo cuando se sospecha infección por microorganismos con implicaciones epidemiológicas o en el tratamiento, por ejemplo, de tuberculosis, influenza H1N1, SARSCov-2, microorganismo con resistencia antimicrobiana, bioterrorismo o falla al tratamiento ambulatorio. (6)

En pacientes que requieren manejo intrahospitalario tras haber realizado la estratificación de riesgo, se debe solicitar hemograma, pruebas de función hepática, función renal, gases arteriales para el cálculo adecuado de escalas de severidad y probabilidad de mortalidad en pacientes con procesos infecciosos como S.O.F.A. Y APACHE II. Algunos pacientes pueden tener indicaciones de otros exámenes como gases arteriales, Gram y cultivo de esputo, baciloscopia seriada de esputo y panel viral según recomendaciones epidemiológicas. En sospecha de un germen atípico (no mejoría a las 72 horas) se recomienda una tomografía computarizada y fibrobroncoscopia. Igualmente, se plantea toma de hemocultivos en pacientes que requieren hospitalización en la Unidad de cuidados intensivos (UCI), pacientes con abuso de alcohol, asplenia, leucopenia, derrame pleural, neumonía necrosante o influenza previa. Si se encuentra con un derrame pleural en estudio > 1cm proyección en decúbito lateral, >5 cm en proyección lateral de pie o por ecografía de tórax, se debe realizar una toracentesis y enviar líquido para pruebas bioquímicas y microbiológicas con análisis sanguíneo de LDH, proteínas, albumina comparativa, para establecer según criterios de LIGTH (tabla 3) si el derrame es secundario a exudado o trasudado. (6)

Tabla 13. Criterios de LIGTH para derrame pleural.

CLASIFICACIÓN DE LIQUIDO				
	PROTEINAS	RELACIÓN PROTEINAS LIQUIDO/SUERO	DHL	RELACIÓN DHL LIQUIDO/SUERO
TRASUDADO	<3g	<0.6	Baja	<0,5
EXUDADO	>=3g	>=0,6	>200	>=0,5

Si se cumplen alguna de estas condiciones el paciente tiene un exudado pleural.
Fuente: Díaz Javier. Enfermedades pleurales. [Diapositiva]. Nuevo México; SlideShare; 2012. 62 diapositivas.

Si el paciente presenta disfunción orgánica, se recomienda solicitar tiempos de coagulación, gases arteriales, bilirrubinas, lactato y gases venosos centrales para orientar la terapia de reanimación temprana. Además se solicita cultivo de esputo, secreción orotraqueal o fibrobroncoscopia, y se evalúa la necesidad de pruebas pareadas de suero para gérmenes atípicos junto con antígeno urinario para *Legionella spp.* y *S. pneumoniae* o sospecha de *C. burnetti*, virus, *C. psittaci* y *P. jirovecci*. (6)

TRATAMIENTO

El tratamiento inicial de la NAC es empírico, pues no existe una herramienta diagnóstica con una sensibilidad y especificidad del 100%. Se debe realizar teniendo en cuenta la epidemiología, los perfiles locales de resistencia microbiana, la disponibilidad local y la severidad del cuadro neumónico. (6)

Medidas recomendadas en todos los pacientes; Suplencia de oxígeno para lograr una saturación mayor del 90%, hidratación y balance electrolítico, profilaxis para eventos tromboembólicos, terapia respiratoria, manejo de enfermedades concomitantes, monitorización hemodinámica y respiratoria no invasiva para pacientes que se encuentren en la UCI, más reanimación protocolizada (hipoperfusión tisular inducida por sepsis). (6)

Manejo empírico según los grupos del CURB-65 y criterios de severidad la Sociedad de Enfermedades Infecciosas de América y la Sociedad Torácica Americana (esquema de manejo en la tabla 3). Deben iniciar en la primera hora en pacientes con sepsis o choque séptico; en los demás, en las primeras 4-6 horas. (10 (Jimenez L, 2016))

Tabla 14. Tratamiento según grupos de pacientes basados en CURB-65.

Grupo I: puntaje 0-1	
a) Paciente sano sin factores de riesgo.	Tratamiento ambulatorio Primera línea: -Amoxicilina: 1gr VO/8h -Claritromicina: 500mg VO/12h Alternativa: -Doxiciclina: 100mg VO /12h -Moxifloxacina: 400mg VO /día -Levofloxacina: 750mg VO /día Dar por 5-7 días
b) Paciente con enfermedades concomitantes o factores de riesgo.	Tratamiento ambulatorio Primera línea: -Amoxicilina/clavulanato: 1 g VO/ 12h +- -Claritromicina: 500mg VO /12h Alternativa: -Cefuroxime: 500mg VO/12h+- -Claritromicina: 500mg VO /12h -Moxifloxacina: 400mg VO /día -Levofloxacina: 750mg VO /día
Grupo II: puntaje 2	
a) Paciente sin enfermedades concomitantes ni factores de riesgo	Hospitalización en sala general Primera línea: -Ampicilina/sulbactam:3g IV /6h +- claritromicina: 500mg IV /12h (Claritromicina VO si tolera la VO) Alternativa: -Cefuroxime: 750mg IV/8h+- claritromicina: 500mg IV /12h -Moxifloxacina: 400mg IV /día -Levofloxacina: 500mg IV /día
b) Con factores de riesgo para BGN	Hospitalización en sala general Primera línea: -Ampicilina/sulbactam:3g IV /6h +- claritromicina: 500mg IV /12h Alternativa: -Cefuroxime: 750mg IV/8h+- claritromicina: 500mg IV /12h -Moxifloxacina: 400mg IV /día -Levofloxacina: 500mg IV /día
c) Con factores de riesgo para Streptococcus pneumoniae resistente a penicilina	-Ceftriaxona: 3g IV /día +- claritromicina: 500mg IV /12h Alternativa: -Moxifloxacina: 400mg IV /día -Levofloxacina: 500mg IV /día
d) Hospitalización por razones socioeconómicas	Hospitalización en sala general: mismo tratamiento del grupo Ia

Grupo III puntaje < 3 + criterios de severidad ATS/IDSA

a)	**Sin factores de riesgo para Pseudomonas aeruginosa**	Hospitalización en la UCI Primera línea: -Ampicilina/sulbactam:3g IV /6h + claritromicina: 500mg IV /12h + oseltamivir + vancomicina o linezolid Alternativa: -Cefuroxime: 750mg IV/8h + claritromicina: 500mg IV /12h + oseltamivir: 75mg/12h + vancomicina o linezolid -Moxifloxacina: 400mg IV /día o Levofloxacina: 500mg IV /día + oseltamivir: 75mg/12h + vancomicina o linezolid
b)	**Con factores de riesgo para Pseudomonas aeruginosa**	Hospitalización en la UCI Primera línea: Piperacilina/tazobactam: 4,5 g IV/6h + claritromicina: 500mg IV /12h + oseltamivir: 75mg/12h Alternativa: Cefepime: 2g IV /8h + claritromicina: 500mg IV /12h + oseltamivir: 75mg/12h
c)	**Con factores de riesgo para SARM**	Hospitalización en la UCI Primera línea: -Ampicilina/sulbactam:3g IV /6h + claritromicina: 500mg IV /12h + oseltamivir + vancomicina (dosis de carga 25mg/kg: dosis mantenimiento 15mg/kg/12h) o linezolid: 600mg IV/12h + oseltamivir 75mg /12h Alternativa: -Piperacilina/tazobactam: 4,5 g IV/6h + claritromicina: 500mg IV /12h + oseltamivir: 75mg/12h + linezolid o vancomicina -Cefepime: 2g IV /8h + claritromicina: 500mg IV /12h + oseltamivir: 75mg/12h + vancomicina o linezolid.

Fuente: Neumonía adquirida en la comunidad: una revisión narrativa [base de datos en línea]. Colombia. Pontificia Universidad Javeriana; 2018. [07 de marzo del 2020]. https://revistas.javeriana.edu.co/files-articulos/UMED/59-4%20(2018-IV)/231056644010/.

Tabla 15. Fracción inspiratoria de oxigeno según flujo y diferentes dispositivos de administración.

DISPOSITIVO DE ADMINISTRACIÓN	FLUJO DE O2 (L/MIN)	FIO2 (%)
Catéter nasofaríngeo	0,25-4-6	24-40
Cánulas o gafas nasales	0,25-4-6	24-40
Mascarilla simple	5-6-8	30-45-60
Mascarilla tipo Venturi	4-6-8-12-15	24-28-35-40-60
Mascarilla con recirculación parcial con reservorio	5-12	40-60
Mascarilla sin recirculación parcial con reservorio	5-15	55-90

Fuente: Miguel Ángel Zafra Anta. Oxigenoterapia curso actualización fuenlabrada. [Diapositivas]. Madrid: Slide Share; 2016. 68 diapositivas.

Medidas generales para el hogar:

- Tratamiento sintomático de la fiebre y dolor.
- Ofrecer líquidos y no forzar la alimentación sólida.
- Tomar precauciones para evitar la transmisión.
- No hay evidencia que justifique el uso de antitusígenos, mucolíticos o expectorantes.
- No existe suficiente evidencia que justifique el uso de fisioterapia respiratoria en niños con neumonía; por lo que no se recomienda de manera rutinaria.
- Comprobar si los padres/cuidadores comprenden adecuadamente las pautas de tratamiento.
- Explicar a los padres/cuidadores los siguientes signos de mala evolución o alarma y qué hacer ante ellos:
- Llanto continuo o quejido
- Rechazo al alimento
- Disminución del estado de alerta
- Cambios de coloración en la piel (palidez, piel moteada o cianosis)
- Disminución del volumen de orina
- Aumento del esfuerzo respiratorio
- Se recomienda dar por escrito las pautas a seguir y el control ambulatorio en 48h a 72 horas. (3)

No se recomienda prescribir los antibióticos de manera rutinaria en preescolares con Neumonía adquirida en la comunidad, ya que los virus son la etiología más frecuente en este grupo etario. Se recomienda utilizar la amoxicilina como tratamiento de primera elección para lactantes y niños en edad preescolar con neumonía adquirida en la comunidad no grave con sospecha de etiología bacteriana. (9) La amoxicilina proporciona adecuada cobertura para Streptococcus pneumoniae, patógeno bacteriano más frecuente. Se recomienda utilizar la amoxicilina como tratamiento de primera elección para escolares y adolescentes con neumonía adquirida en la comunidad no grave causada por S. pneumoniae, bacteria predominante. Patógenos bacterianos atípicos, también deben ser considerados en la toma de decisiones. (3)

El tratamiento antimicrobiano empírico se dirige a las etiologías bacterianas más comunes, se debe iniciar de forma empírica, ya que el organismo causante no se identifica en una gran proporción de casos de NAC que se tratan de forma ambulatoria. (10) Los patógenos más frecuentemente detectados en los pacientes que llevan tratamiento ambulatorio, son *S. pneumoniae*, *Mycoplasma pneumoniae*, y virus respiratorios (*influenza, parainfluenza, sincitial respiratorio*). *Legionella pneumophila* y *Haemophilus influenzae* son menos comunes. Hay que tomar en cuenta la epidemiología local, antecedentes de viajes, y otras pistas epidemiológicas y clínicas al seleccionar un régimen empírico. Se debe iniciar el tratamiento antibiótico lo más pronto posible una vez que el diagnóstico de NAC se establezca. (8)

Un estudio de cohorte prospectivo, multicéntrico, de 257 pacientes con NAC severa que fueron admitidos en UCI donde se comparó macrólidos con fluoroquinolonas para mejorar la supervivencia muestra que el uso de macrólidos se asoció con una menor mortalidad en UCI. Se obtuvieron resultados similares en pacientes con choque séptico y sepsis severa. (11) Se sugiere una combinación inicial con un beta lactámico (ceftriaxona, cefotaxima, ceftarolina, o ampicilina sulbactam) más tratamiento con azitromicina en pacientes hospitalizados que requieren cuidados en terapia intensiva. Para quienes no puedan tomar azitromicina, se sugiere una fluoroquinolona (levofloxacino o moxifloxacino) como segundo agente (Ej. combinado con un beta lactámico). (8)

BIBLIOGRAFÍA

1. Alexandra P, M. G. (2020). Manejo en los Servicios de Emergencia/ Urgencia y Primera Atencion de Pacientes con Sospecha de COVID-19. Dirección del Seguro General de Salud Individual y Familiar.

2. Jimenez L, M. F. (2016). *Medicina de Urgencias y Emergencias* . Cordova: Elsevier.

3. Joshua P, G. W. (2019). Diagnóstico y Tratamiento de Neumonía Adquirida en la Comunidad en Adultos. Guia de Practica Clinica de la Sociedad Americana de Torax y Sociedad Americana de Enfermedades Infecciosas.

4. Martínez S, M. E. (2018). Neumonia Adquirida en la Comunidad: Una Revsion Narrativa. Community-Acquired Pneumonia: A Review of the Literature.

5. Menéndez R, T. A. (2010). Neumonia Adquirida en la Comunidad Nueva Normativa de la Sociedad Española de Neumología y Cirugía Torácica. Elsevier España.

6. Publica, M. d. (Primera Edición: Quito: Dirección Nacional de Normatizacion; 2017). Neumonia adquirida en la comunidad en pacientes de 3 meses a 15 años. Guia de Practica Clínica.

7. Vásquez L, L. F. (2014). Neumonía Adquirida en la Comunidad. Guías Clínicas.

8. Capelastegui A, Zalacain R, Bilbao A, Egurrola M, Iturriaga LA, Quintana JM, Gomez A, Esteban C, España PP. Pneumococcal pneumonia: differences according to blood culture results. BMC Pulm Med. 2014.

9. Chalmers JD, Singanayagam A, Akram AR, Choudhury G, Mandal P, Hill AT. Safety and efficacy of CURB65-guided antibiotic therapy in community-acquired pneumonia. J Antimicrob Chemother. 2011.

10. Manuel J, Mu G, César J, Rincón G, Alí A, Cano CA, et al. Guías para la inmunización del adolescente y adulto en Colombia: Documento de actualización, 2016.

11. Leoni D, Rello J. Severe community-acquired pneumonia: optimal management. Curr Opin Infect Dis. 2017.

12. Bai y col. (2020). Radiología en Publicado en línea: Rendimiento de los radiólogos para diferenciar COVID-19 de la neumonía viral en la TC de tórax. https://radiologyassistant.nl/assets/tab-corads.png

TROMBOEMBOLIA PULMONAR

Cerón Fuentes Andrea Johanna

INTRODUCCIÓN

Tromboembolia Pulmonar (TEP), urgencia cardiovascular relativamente frecuente y potencialmente mortal; es la manifestación clínica más severa de la Enfermedad trombo embolica venosa.

Puede ser letal durante la fase aguda o generar patología crónica y discapacidad a largo plazo; no obstante, se trata de una entidad nosológica prevenible

El TEP inevitablemente lleva a hipertensión pulmonar aguda y puede producir una insuficiencia ventricular derecha que puede ser reversible, pero pone en riesgo la vida del paciente. (1)

CONCEPTO

TEP Es la oclusión parcial o completa del lecho vascular pulmonar, por trombos originados en el sistema venoso de las extremidades inferiores o pélvicas. El embolismo subagudo y crónico se presenta con múltiples embolismos de pequeño tamaño que ocurren en períodos de tiempo prolongados, condicionando hipertensión pulmonar e hipertrofia ventricular como mecanismos de adaptación. (2) (3)

EPIDEMIOLOGÍA

Se trata de la tercera patología cardiovascular más frecuente y mortal después de la cardiopatía isquémica y la enfermedad cerebrovascular, con una incidencia anual de 100 a 200/100,000 habitantes; en personas mayores de 80 años, se eleva a 1/100 habitantes. (5)

Su diagnóstico es dificultoso, ya que no tiene una presentación clínica específica sin tratamiento oportuno su mortalidad bordea el 30%, mientras que con tratamiento oportuno el 8% de los casos. (4)

La EP constituye una causa importante de morbimortalidad y hospitalización a nivel mundial y se considera la causa muerte más común en pacientes hospitalizados. (4)

ETIOLOGÍA

El análisis siempre debe empezar por la probabilidad clínica del diagnóstico TVP/TEP, basándose en los factores de riesgo presentes: antecedentes de TEV anteriores, edad avanzada (70 años), cáncer activo (especialmente pulmón, páncreas, colorrectal, riñón y próstata), poca movilidad por trauma o cirugía reciente, daño neurológico o uso de férulas de inmovilización, viajes prolongados, portadores de catéteres intravenosos, embarazo, anticonceptivos orales o terapia de reemplazo hormonal con estrógenos, obesidad, trombofilias adquiridas (mutación de factor V Leiden o gen de protrombina y deficiencias de proteína S, C o antitrombina), síndrome antifosfolípidos, insuficiencia cardíaca congestiva, enfermedad inflamatoria intestinal, síndrome nefrótico, hiperhomocisteinemia, policitemia vera, trombocitosis esencial o hemoglobinuria paroxística nocturna. (6)

Existe una amplia gama de factores ambientales y genéticos que incrementan el riesgo de presentar ETV y, por ende, EP. Es bien sabido que ciertos trastornos genéticos predisponen a estados protrombóticos; los más frecuentes están representados por las mutaciones del factor V de Leiden (FVL) y del gen de protrombina 20210.

Se calcula que la prevalencia de trombofilias hereditarias en la población general es del 0.2-0.4% por deficiencia de proteína C (PC), 0.2% por déficit de proteína S (PS), 0.02% por déficit de antitrombina III (AT-III) y, por último, 4-5% por mutaciones en el FVL. (7)

Se estima que un 11-29% de los sujetos con ETV presentan la mutación del FVL; asimismo, los portadores heterocigotos de dicha mutación poseen un riesgo. (3)

Los factores de riesgo primarios y secundarios conocidos están en relación con la clásica tríada de Virchow:

- Estasis Venosa,
- Hipercoagulabilidad Sanguínea
- Lesiones En Las Paredes Vasculares.

Actualmente se considera que la tromboembolia venosa es el resultado de la interacción entre factores de riesgo relacionados con el paciente y con el entorno. El factor de riesgo más importante es la edad. La prevalencia es mayor en el sexo masculino, al igual que la recidiva de ET. Sin el uso de profilaxis, la frecuencia de TVP en pacientes sometidos a una simple cirugía de hernia puede ser de hasta el 5%, en cirugías mayores abdominales es del 15% al 30%, en la cirugía de cadera es del 50-70% y en lesiones medulares graves es del 50% al 100%. Debemos tener en cuenta que el 25% de las embolias posoperatorias pueden producirse luego del alta hospitalaria, especialmente en la cirugía ortopédica mayor o por cáncer. Las trombofilias hereditarias, que incluyen el déficit de antitrombina III, de proteínas C y S y una mutación del factor V de Leiden, son factores de riesgo independiente para ET. (1)

CLÍNICA

La TEP debe sospecharse cuando aparecen síntomas de instauración brusca

Los principales signos y síntomas son:

- Disnea con taquipnea, dolor torácico de tipo pleurítico habitualmente inspiratorio, ocasionado por trombos distales.
- Tos, ortopnea, fiebre, hemoptisis, síncope el cual es infrecuente, y de presentarse se asocia a mayor riesgo de inestabilidad hemodinámica.
- Signos de TVP- hinchazón o dolor de la pantorrilla, incluso cuadros más sutiles como ansiedad o palpitaciones.
- La hipotensión arterial y el shock son poco frecuentes, pero tienen mayor jerarquía porque se correlacionan con grandes trombos centrales en las arterias pulmonares. Su persistencia es un predictor de alta mortalidad temprana

Un hallazgo típico casi invariable es la hipoxemia; sin embargo, en el análisis gasométrico arterial tanto la saturación arterial de oxígeno como el gradiente alveolo arterial se encontrará dentro de los parámetros normales en un 40% y 20% respectivamente. Siendo otro resultado frecuente la hipocapnia. (3)

DIAGNÓSTICO

Presentación clínica: La TEP puede ser una entidad patológica severa de difícil diagnóstico gracias a la inespecificidad de sus signos y síntomas, por lo que deberá ser sospechada en todo individuo con sintomatología cardiovascular y respiratoria. Pudiendo incluso en ocasiones, producir muerte súbita en cuyo caso el diagnostico será postmortem:

1. Aguda: los síntomas y signos aparecen tras una obstrucción súbita de la vasculatura pulmonar
2. Crónica: los síntomas principalmente la disnea se presentan en forma progresiva dependiendo del grado de hipertensión pulmonar resultante del embolismo crónico.   (1)

Tabla 1. Características clínicas de los pacientes con posible embolia pulmonar en urgencia

Característica	Frecuencia de presentación
Disnea	50%
Dolor torácico pleural	39%
Tos	23%
Dolor torácico retroesternal	15%
Fiebre	10%
Hemoptisis	8%
Sincope	6%
Dolor de piernas unilateral	6%
Signos de TVP hinchazón de extremidades unilateral	24%

Fuente: Sociedad Europea de Cardiología. Guía de práctica clínica de la ESC 2014 sobre el diagnóstico y el tratamiento de la embolia pulmonar aguda. Rev Esp Cardiol. 2015;68(1):64.e1–e45.

El abordaje diagnóstico actual para individuos en quienes se sospecha EP está basado en la valoración de las pruebas de probabilidad clínica; Las escalas de Wells modificada y Ginebra revisada se han validado de forma extensa en múltiples estudios, los cuales han demostrado su importante valor predictivo estas escalas las cuales utilizan un esquema de clasificación de pacientes según su riesgo en baja, intermedia y alta probabilidad para escala de Ginebra y probable e improbable para la escala de Wells. Se estima que un 10% de los pacientes en la categoría de baja probabilidad clínica tendrán EP, 30% en la categoría de probabilidad intermedia y 65% en la categoría de probabilidad alta. Su combinación con el dímero D eleva la precisión diagnóstica.

Valoración de la probabilidad clínica: A pesar de las escasas sensibilidad y especificidad de síntomas, signos y pruebas comunes individuales, la combinación de hallazgos evaluados por juicio clínico o usando reglas de predicción permite clasificar a los pacientes con sospecha de EP en distintas categorías de probabilidad clínica.

Tabla 2. Escala de Wells Modificada y Escala de Ginebra Revisada.

ESCALA DE WELLS MODIFICADA	PUNTOS	ESCALA DE GINEBRA REVISADA	PUNTOS
TEP como primera probabilidad clínica	3	Edad > 65 años	1
Signos de TVP (hinchazón pierna, dolor a la palpación)	3	TEP o TVP previas	3
TEP o TVP previas	1,5	Intervención quirúrgica con anestesia general o fractura < 1 mes	2
Frecuencia cardiaca > 100 latidos/min	1,5	Cáncer activo sólido o hematológico, o curado < 1 año	2
Inmovilización (> 3 días) o intervención quirúrgica en las 4 semanas previas	1,5	Dolor de extremidades inferiores unilateral	3
Cáncer tratado 6 meses antes o en tratamiento paliativo	1	Hemoptisis	2
Hemoptisis	1	PaO_2 60-71,2 mm Hg	2
		Frecuencia cardiaca 75-94 latidos/min	3
PROBABILIDAD CLÍNICA			
TEP probable	> 4	Baja	0-3
TEP improbable	≤ 4	Intermedia	4-10
		Alta	≥ 11

Fuente: Farreras, Rozman, Medicina Interna, 18va Edición, pag 730.

Dímero- D: Es un producto de degradación de la fibrina. Su determinación presenta una elevada sensibilidad (superior al 95%) y un excepcional valor predictivo negativo mayor al 99%. Un valor por encima de 500 ng/ml se considera anómalo, y en más del 95% de los casos permite descartar TEP.

La corrección de dímero D ajustados por edad: La especificidad del dímero D en la sospecha de TEP disminuye de manera constante con la edad a aproximadamente 10% en pacientes mayores de 80 años. El uso de la corrección ajustada por edad puede mejorar el rendimiento de las pruebas de dímero D en los ancianos. Un estudio multinacional de manejo prospectivo evaluó un valor de corte ajustado por edad previamente validado (edad × 10 µg / L, para pacientes mayores de 50 años). (8)

El uso del límite de dímero D ajustado en función de la edad (en lugar del 500 estándar '500 µg / L) aumentó el número de pacientes en los que se podía excluir la TEP del 6,4 al 30%, sin hallazgos falsos negativos adicionales. (8)

Angiografía pulmonar por tomografía computarizada

Los pacientes con probabilidad clínica moderada o alta deben someterse a una ecografía Doppler dúplex color venosa de toda la extremidad para excluir o confirmar el diagnóstico. En localizaciones centrales como región subclavia o pelviana se pueden requerir imágenes adicionales como tomografía computada o resonancia magnética. (1)

Gráfico 1. Algoritmo diagnóstico propuesto para pacientes con posible embolia pulmonar de alto riesgo

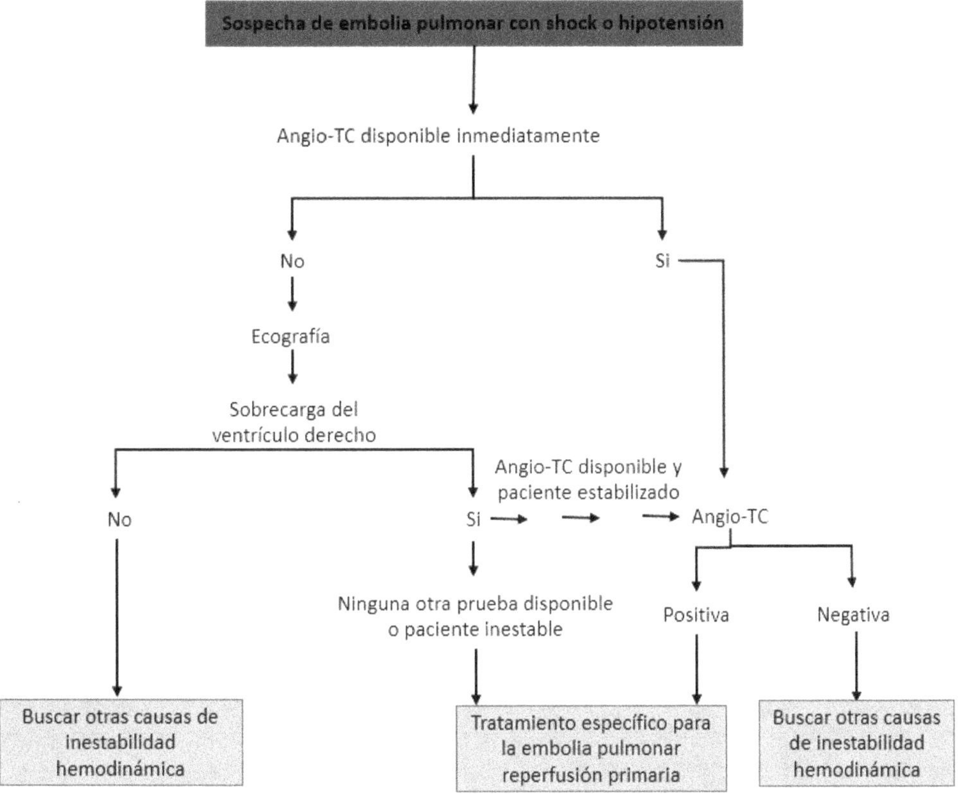

Gráfico 2. Algoritmo diagnóstico propuesto para pacientes con posible embolia pulmonar no de alto riesgo.

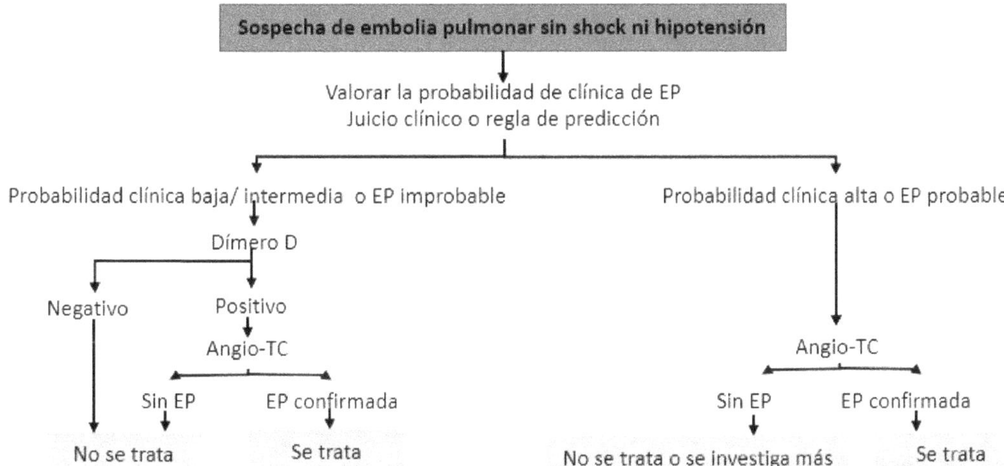

Fuente: Sociedad Europea de Cardiología. Guía de práctica clínica de la ESC 2014 sobre el diagnóstico y el tratamiento de la embolia pulmonar aguda. Rev Esp Cardiol. 2015; 68(1):64.e1e45.

TRATAMIENTO

Fase aguda:

Soporte hemodinámico y respiratorio; La insuficiencia aguda del VD con bajo gasto sistémico resultante es la principal causa de muerte de los pacientes con EP de alto riesgo. Por lo tanto, el tratamiento de soporte es vital para los pacientes con EP e insuficiencia del VD, una provocación con fluidos moderada (500 ml) podría servir para aumentar el índice cardiaco de pacientes con EP, bajo índice cardiaco y PS normal. (7)

En pacientes con TEP se recomienda la deambulación precoz, en la medida en que sea tolerada y no exista condición clínica de riesgo. En caso de trombosis extensa o TEP de riesgo moderado y alto se recomienda la deambulación a partir del quinto al séptimo día de iniciada la anticoagulación. También se recomienda el uso de medias elásticas graduadas hasta la pantorrilla de 20 mm Hg de presión para tratar de reducir el riesgo de síndrome postrombótico (Clase IIa, Nivel de evidencia C). (1)

Tratamiento anticoagulante: En los pacientes con alta sospecha clínica de ET, y en ausencia de contraindicaciones, se sugiere comenzar el tratamiento precoz hasta que se pueda descartar o confirmar de manera fehaciente el diagnóstico (Clase I, Nivel de evidencia C).

Si la sospecha clínica es intermedia y los resultados demorarán más de 4 horas, se sugiere comenzar con tratamiento anticoagulante (Clase IIa, Nivel de evidencia C).

En baja sospecha clínica, no se sugiere tratar a los pacientes mientras se esperan los resultados de pruebas diagnósticas en 24 horas (Clase IIa, Nivel de evidencia C).

Pacientes con TVP aguda de miembros inferiores se recomienda la iniciación precoz de anticoagulantes orales. Continuar con anticoagulación parenteral, de ser posible, por un mínimo de 5 días hasta que la INR sea igual o mayor de 2 por lo menos por 24 horas. (Clase Ib, Nivel de evidencia B).

En pacientes con TVP aguda proximal con contraindicaciones para anticoagulación está indicado el filtro de vena cava (Clase I, Nivel de evidencia B).

En pacientes con TEP se puede comenzar el tratamiento anticoagulante oral simultáneamente con el parenteral y mantener este último hasta lograr una INR ≥2 durante al menos 24 horas (Clase I, Nivel de evidencia B).

El esquema clásico de inicio de terapia en TEV es de heparina seguida por acenocumarol o warfarina, reduciendo la mortalidad por TEP de 25-30% a alrededor de 2.5%. No se debe utilizar acenocumarol o warfarina solas inicialmente porque aumenta el riesgo trombótico los primeros días. (1)

Heparina no fraccionada: La anticoagulación con HNF es el tratamiento clásico inicial de la Enfermedad Tromboembólica Venosa (ETV). Las ventajas de esta droga biológica son su vida media corta, la inhibición de su efecto anticoagulante por la protamina y su bajo costo. Su desventaja es que requiere monitorización permanente.

Por lo que se recomienda alcanzar tiempos útiles dentro de las 24 horas de comenzado el tratamiento. Se inicia con un bolo de 5.000 UI por vía intravenosa, seguido por un goteo de 15-18 UI/kg/hora. El tratamiento con HNF no está exento de complicaciones, como el sangrado. Para detectarla debe efectuarse un recuento de plaquetas, y si estas caen por debajo de 100.000/mm3, o a la mitad del valor basal, debe interrumpirse el tratamiento con heparina.

La HNF continúa siendo la droga de elección para cierto grupo de pacientes (insuficiencia renal, obesidad mórbida y en el perioperatorio) por la posibilidad de su rápida eliminación (vida media corta) y por su catabolismo extrarrenal. (Clase Ia, Nivel de evidencia C).

Se desaconseja el empleo de la heparina en forma de bolos intermitentes, ya que se incrementa considerablemente el riesgo de sangrado. (1)

Heparinas de bajo peso molecular: Las HBPM actúan sobre el factor Xa y, en menor medida, sobre la trombina. Tienen una biodisponibilidad cercana al 90% y una vida media prolongada, lo que las hace más predecibles. En los enfermos con cáncer son el tratamiento de elección durante los primeros 3 a 6 meses (Clase IIa, Nivel de evidencia B).

Tienen las desventajas de que se eliminan casi exclusivamente por vía renal y de que solo son parcialmente inhibidas por la protamina. La dosis recomendadas son: nadroparina 86 UI/kg cada 12 horas o 171 UI/kg cada 24 horas y enoxaparina 1 mg/kg/ cada 12 horas o 1,5 mg/kg cada 24 horas por vía subcutánea. (1)

Fondaparinux: Es una droga anticoagulante indirecta, ya que, como las heparinas, actúa potenciando la antitrombina. Pero a diferencia de ellas, es un producto de síntesis con actividad anti-Xa pura. Puede utilizarse como anticoagulante parenteral desde la etapa aguda y es una alternativa de tratamiento al igual que las HBPM (Clase I, Nivel de evidencia A).

Se administra por vía subcutánea en una dosis de 7,5 mg/día para el tratamiento de pacientes que pesan entre 50 y 100 kg. En los pacientes de menos de 50 kg deben usarse 5 mg/día y en los de más de 100 kg, 10 mg/día. No tiene ni necesita controles de laboratorio y su vida media es de 17 horas, lo que permite una sola aplicación al día. No tiene antagonista específico y es tan efectivo y seguro como las heparinas en el tratamiento inicial de la ETV. (1)

Anticoagulantes orales directos: El dabigatrán, el rivaroxabán, el apixabán y el edoxabán son antagonistas sintéticos y específicos contra ciertos factores de la coagulación y están aprobados para el tratamiento de la ETV. Algunas de las ventajas con estos fármacos son: puede evitarse el uso inicial de heparina, no requieren monitorización de la coagulación, no generan trombocitopenia inmune, tienen un rápido comienzo de acción de 2 horas, no interfieren con los alimentos y poseen muy escasa interacción con otros medicamentos. Su vida media es corta y tienen depuración hepática y renal.

Tanto el rivaroxabán como el apixabán pueden utilizarse desde el inicio de la etapa aguda.

(Clase I, Nivel de evidencia B). (1)

BIBLIOGRAFIA

1. Ubaldini J. Consenso de enfermedad tromboembólica aguda. REVISTA ARGENTINA DE CARDIOLOGÍA. [en línea] 2016. [ingresado 18/02/2020]: Vol 84 , N°1 URL disponible en: https://www.sac.org.ar/wp-content/uploads/2016/04/consenso-de-enfermedad-tromboembolica-aguda.pdf

2. Morales J., Rosas M., Proceso diagnóstico de la tromboembolia pulmonar. Medigraphic [en línea] 2013. [acceso 18/02/2020] Vol 72 N°4 URL disponible en: https://www.medigraphic.com/pdfs/neumo/nt-2013/nt134i.pdf

3. Farreras/ Rozman- MEDICINA INTERNA Barcelona: ELSEVIER. 2016. 728-732.

4. Machado L., Dimakis D., Enfoque diagnóstico de la tromboembolia pulmonar. Medigraphic [en línea] 2017. [acceso: 28/02/2020] Vol 15 N°1 URL disponible en: https://www.medigraphic.com/pdfs/actmed/am-2017/am171g.pdf

5. European Society of Cardiology. 2019 ESC Guidelines for the diagnosis and management of acute pulmonary embolism developed in collaboration with the European Respiratory Society (ERS). ESC GUIDELINES. 2019- 00, 119.

6. Sandoval J., Florenzano M., Diagnóstico y tratamiento del tromboembolismo pulmonar. REV. MED. CLIN. CONDES - 2015; 26(3) 338-343

7. Sociedad Europea de Cardiología. Guía de práctica clínica de la ESC 2014 sobre el diagnóstico y el tratamiento de la embolia pulmonar aguda. Rev Esp Cardiol. 2015;68(1):64.e1–e45.

8. Righini M, Van Es J, Den Exter PL, Roy PM. et al. Age-adjusted D-dimer cutoff levels to rule out pulmonary embolism: the ADJUST-PE study. JAMA 2014;311:1117–1124.

CRISIS HIPERTENSIVAS

Joselin Yomara Cevallos Cevallos

INTRODUCCIÓN

La hipertensión arterial (HTA) es un problema de salud con alta prevalencia en todo el mundo. Es considerado uno de los principales factores de riesgo cardiovascular, siendo uno de los motivos de consulta más frecuentes a menos que se diagnostique temprano y se maneje adecuadamente. La HTA es un trastorno que al día de hoy es responsable, según la Organización Mundial de la Salud, de 7,1 millones de muertes al año, a pesar de ser una enfermedad prevenible y tratable (1).

Las crisis hipertensivas (CH) generalmente se define por un aumento severo y abrupto de la presión arterial (PA) con o sin daño agudo de órgano diana (cerebro, corazón, riñón, vasos de gran calibre, retina), se dividen en emergencias hipertensivas (EH) y urgencias hipertensivas (UH). La emergencia hipertensiva es aquella donde las cifras tensionales elevadas se acompañan de daño orgánico, mientras que en la urgencia hipertensiva, a pesar de las cifras tensionales elevadas hay ausencia de lesión orgánica, pudiendo incluso llegar el paciente asintomático. Esta distinción es de vital importancia, ya que la pauta terapéutica se basa en cuál sea la presentación, por lo que se recalca la importancia en que el personal de salud esté capacitado en el diagnóstico y tratamiento oportuno de esta exacerbación hipertensiva, con el fin de mejorar el pronóstico de los pacientes, mejorar la calidad de vida y evitar las complicaciones derivadas de esta (3).

Actualmente, es menos probable que estas crisis sean el resultado final de la hipertensión crónica, pero pueden producirse a cualquier edad y representan las manifestaciones de una hipertensión de desarrollo repentino por causas tan diversas. En un número elevado de pacientes que consultan por una crisis hipertensiva debutan como tal, es decir, desconocían la existencia previa y no existen antecedentes de diagnóstico de HTA (4).

DEFINICIÓN

Las Crisis Hipertensivas se definen como el aumento súbito de la presión arterial sistólica (PAS) ≥ 180 mmHg y de la presión arterial diastólica (PAD) ≥ 120 mmHg, capaz de producir daño agudo a órganos diana (o riesgo inminente de que esto ocurra). El grado y la variedad del compromiso de órgano blanco definirá la necesidad de disminuir las cifras tensionales en forma inmediata, o diferir a corto plazo (6).

EPIDEMIOLOGÍA

Las crisis hipertensivas representan más de una cuarta parte de todas las consultas realizadas por elevación de las cifras de presión arterial y aproximadamente entre el 1 y el 7% de los pacientes con hipertensión desarrollara una crisis hipertensiva a lo largo de su vida, así mismo y a pesar del mejor control de esta enfermedad la prevalencia de estas situaciones en los servicios de urgencias de algunos países va en aumento.

Acorde a los últimos estudios epidemiológicos se estiman que tres de cada mil habitantes acudirá al servicio de urgencias cada año por este padecimiento, y dentro de estos episodios las emergencias hipertensivas estarán presentes en un 25% sabiendo que en el mundo hay más de un billón de personas con hipertensión arterial, estos datos se tornan alarmantes por el impacto en morbimortalidad, calidad de vida y gastos en materia de salud pública que implica. Dentro de los factores de riesgo que más han sido reportados en una asociación con las crisis hipertensivas son (9):

- Mal apego/abandono al tratamiento médico ambulatorio en pacientes hipertensos
- Sexo masculino
- Ser afroamericano
- Pacientes geriátricos
- Índice de masa corporal mayor a 30
- Diagnóstico de insuficiencia renal
- Antecedente de evento cerebrovascular
- Uso de cocaína
- Tabaquismo activo
- Nivel socioeconómico bajo (por la limitación a recursos de salud)
- Polifarmacia de medicamentos antihipertensivos
- Padecer un desorden somatomorfo

FISIOPATOLOGÍA

La hipertensión no es una enfermedad única, sino un grupo heterogéneo de trastornos con etiologías discretas que conducen al fenotipo expresado como presión arterial elevada sostenida (13).Técnicamente, la presión arterial se puede representar como la presión arterial media definida como gasto cardíaco en relación con la resistencia vascular total (presión arterial, resistencia vascular total del gasto cardíaco). Hay muchos factores que afectan estos componentes que pueden alterar este equilibrio. Cuando la elevación de la presión arterial alcanza un nivel crítico (a menudo alrededor de 180/120 mm Hg), la respuesta miogénica vascular aumenta la resistencia vascular. La respuesta miogénica es la vasoconstricción vascular en respuesta a un aumento de la presión intravascular. La hipoperfusión periférica relativa provoca un aumento de las hormonas vasoactivas, como la angiotensina II, la noradrenalina, la endotelina y la hormona antidiurética. Esta respuesta desadaptativa empeora la resistencia periférica y conduce a un círculo vicioso (Fig. 1). La presión elevada causa daño endotelial, deposición de plaquetas y fibrina, y necrosis fibrinoide arterial. La producción de óxido nítrico se ve afectada. El daño vascular deteriora aún más la perfusión, con la consiguiente proliferación miointimal, extravasación de líquidos e infarto de tejido. Si no se controla, este proceso conduce a daños permanentes en los órganos y a la muerte. Los órganos más afectados son el cerebro, el corazón, las arterias grandes y los riñones. Con el tratamiento adecuado, el ciclo de vasoconstricción – isquemia – vasoconstricción puede romperse, con mejoras dramáticas en los resultados (13).

Figura 1. Patogenia de la hipertensión.

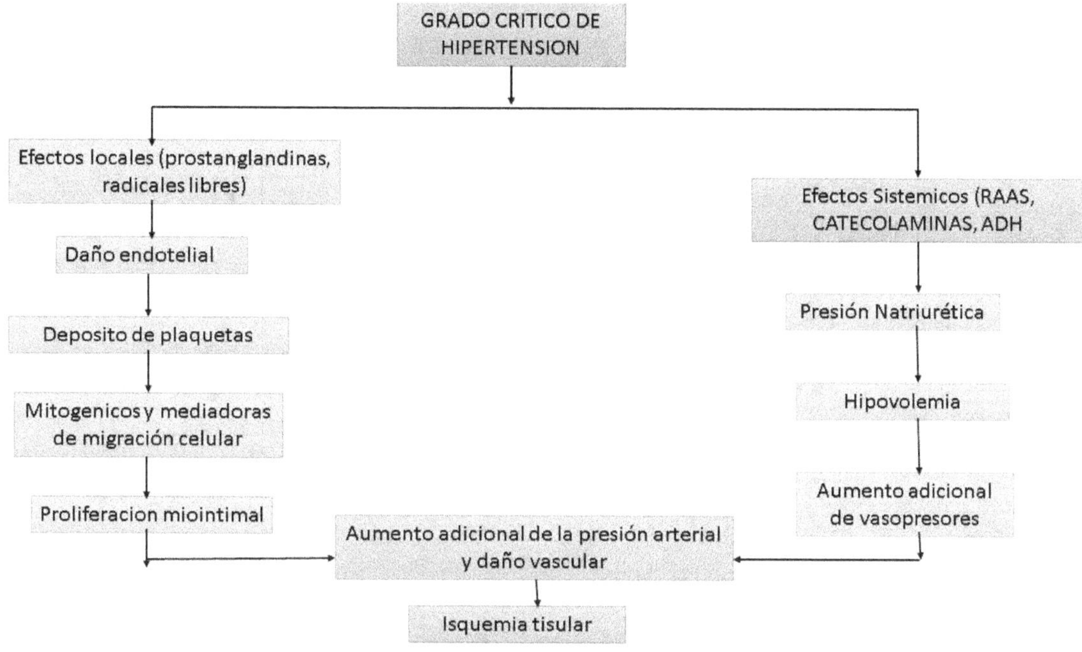

ADH, hormona antidiurética; BP, presión arterial; RAAS sistema renina-angiotensina-aldosterona.
Fuente: Brathwaite L, Reif M. Hypertensive Emergencies: A Review of Common Presentations and Treatment Options. Cardiol Clin. Agosto 2019; 37(3)

CLASIFICACIÓN

Las crisis hipertensivas pueden ser de 3 tipos: emergencias, urgencias y pseudocrisis hipertensiva.

Pseudocrisis hipertensiva

Es la elevaciones de la PA, asintomáticas y sin daño de los órganos diana, secundarias a ansiedad, dolor, hipoxia, retención urinaria, etc. No precisan tratamiento hipotensor sino únicamente de la causa desencadenante (9).

Urgencia hipertensiva

Es aquella que tiene una presión arterial elevada con una PAS mayor de 180 mm Hg y una PAD de más de 120 mm Hg sin signos de daño en los órganos diana y cursan generalmente asintomáticas o con síntomas inespecíficos como dolor de cabeza, ansiedad, dolor y malestar estomacal, lo que puede provocar empeoramiento de la hipertensión y no ser la causa. Habitualmente no requieren ingreso hospitalario y suelen responder a un tratamiento con medicación oral. El objetivo del tratamiento es obtener el pronto y gradual control de la presión arterial usualmente durante las subsiguientes 12 a 24 horas. En la (tabla 1) se enumeran los más frecuentes síndromes clínicos reconocidos como Urgencias Hipertensivas (7).

Emergencia hipertensiva

Es una presión arterial elevada con una PAS de más de 180 mm Hg y una PAD de más de 120 mm Hg que se asocia a lesión de órgano diana y requiere la intervención inmediata para descender la PA, habitualmente con fármacos intravenosos (Tabla1). Sin tratamiento efectivo y oportuno la emergencia hipertensiva se asocia con muy alta mortalidad y por esto se debe buscar una reducción inmediata de cifras tensionales, siendo deseable lograr este objetivo en los siguientes minutos a horas requiriendo atención hospitalaria con terapia intensiva en la fase temprana (6).

Tabla 1. Forma de determinar si hay daño de órgano blanco o si solo hay riesgo de daño.

DAÑO AGUDO DE ÓRGANO BLANCO (EMERGENCIA)	RIESGO DE DAÑO DE ÓRGANO BLANCO (URGENCIA)
Sistema nervioso central	
– Encefalopatia hipertensiva	**Sistema nervioso central**
– Infarto cerebral	– Antecedente de enfermedad cerebrovascular previa
– Hemorragia intracraneal	asociada a hipertensión arterial
– Hemorragia subaracnoidea	
Aparato cardiovascular	**Aparato cardiovascular**
– Disfunción aguda del ventrículo izquierdo	– Cardiopatía hipertensiva
– Edema agudo pulmonar	– Cardiopatía coronaria
– Disección de aorta	– Insuficiencia cardiaca
– Infarto de miocardio	– Angina de pecho
Riñón	**Riñón**
– Insuficiencia renal	– Cualquier grado de compromiso renal
Otros:	
– Retinopatía	
– Eclampsia	

Fuente: Bernedo-Valdez A. Crisis hipertensivas. Rev Soc Peru Med Interna. 2017 Marzo; 30(3).

CLÍNICA

El cuadro clínico de la crisis hipertensiva varía desde la elevación de la PA >180/120 mmHg grave asintomática identificada de forma incidental hasta la presentación con hallazgos de daño aguda de órgano diana. Los pacientes con crisis hipertensivas generalmente presentan síntomas inespecíficos, que incluyen dolor de cabeza, mareos, epistaxis, vómitos y palpitaciones. Cabe recalcar que se debe considerar el contexto integral del paciente, ya que en aquellos con hipertensión arterial de larga evolución son capaces de soportar las presión arterial elevada sin ninguna sintomatología, y por el otro lado pacientes jóvenes pueden tener daño a órgano blanco de manera más rápida. Diversos estudios han reportado que el motivo de demanda de atención médica varía dependiendo de si el paciente se encuentra en una emergencia o urgencia hipertensiva. Así mismo, hay reportes que mencionan la sintomatología más común (8).

Pacientes con urgencias son:

- Cefalea (22%)
- Epistaxis (17%)
- Astenia (10%)
- Alteraciones motoras/sensitivas (10%)
- Dolor torácico opresivo (9%)
- Cuadros de disnea (9%).

Pacientes con emergencias, al haber un daño a órgano blanco, los síntomas por los que acuden a atención médica son:

- Dolor torácico opresivo persistente (27%)
- Cuadro marcado y súbito de disnea (22%)
- Alteraciones del estado de alerta (21%).

El personal médico debe ir tras la búsqueda de estos síntomas ya que muchas veces el paciente puede acudir con un cuadro muy inespecífico, el 83% de los pacientes que sufren una emergencia hipertensiva cursan con una lesión a órgano blanco, e incluso se ha reportado doble lesión a órgano blanco en 14% e incluso una disfunción multiorgánica (más de tres órganos lesionados) en un 3%, siendo el órgano más afectado el cerebro mediante un infarto cerebral en el 24.5% de las veces, seguido por el edema pulmonar con un 22.5%, encefalopatía hipertensiva con un 16.3% y la insuficiencia congestiva con un 12% (5).

DIAGNÓSTICO

La evaluación de una crisis hipertensiva inicialmente incluye un historial médico cuidadoso. Más específicamente, el médico debe preguntarle al paciente acerca del historial de HTA, cualquier evidencia de registros de PA no controlados en el pasado, la administración concomitante de otros medicamentos que podrían aumentar la tensión arterial, antecedentes de síndrome de apnea del sueño y evaluación de factores de riesgo otras comorbilidades Además, el examen físico debe incluir (4):

1. Auscultación de ruidos / soplos cardíacos (coartación aórtica), arterias del cuello y soplos abdominales
2. Déficits neurológicos
3. Fundoscopia para evaluar el grado retinopatía, (hemorragias por flama, punto y hemorragias de transferencia, exudados duros y blandos)
4. Ausencia, reducción o asimetría de pulsos en las extremidades inferiores
5. Examen del abdomen (aneurisma aórtico).

Además con monitorización continua de signos vitales para ambos casos tanto para urgencia como para emergencia hipertensiva. Más específicamente, la PA debe medirse en ambos brazos para detectar posibles diferencias. En un estudio reciente, la frecuencia cardíaca normal se asoció con la urgencia hipertensiva, mientras que los pacientes con emergencia hipertensiva tuvieron una frecuencia cardíaca promedio más alta. La taquicardia se asoció más con la insuficiencia ventricular izquierda hipertensiva en el contexto de emergencia hipertensiva debido a la activación del sistema simpático. Además, la frecuencia cardíaca inferior a 100 lpm tenía una alta especificidad, clasificando a los pacientes como emergencias hipertensivas. Este signo vital parece ser útil en el departamento de emergencias para diferenciar las emergencias hipertensivas de las urgencias hipertensivas (1).

Los análisis iniciales de laboratorio deben realizarse rápidamente después de la evaluación inicial del paciente. Estos análisis de laboratorio incluyen (tabla 2):

Tabla 2. Estudios iniciales aconsejados en las crisis hipertensivas en urgencias

Evaluación del paciente con crisis hipertensiva
- Estudios generales
- Analítica: hemograma, coagulación, bioquímica (creatinina, sodio, potasio, LDH,
haptoglobina), analítica de orina con sedimento. Prueba de embarazo
(si mujer en edad fértil)
- Electrocardiograma
- Radiografía de tórax
- Fondo de ojo

Estudios específicos (según sospecha clínica)
- Si se sospecha afectación cardíaca: troponina I, CPK-MB y NT-proBNP
- Ecocardiograma (si sospecha de disección aórtica, isquemia cardíaca o
insuficiencia cardíaca)
- TC torácica y/o abdominal (si sospecha de disección aórtica)
- TC cerebral (si sospecha de afectación del sistema nervioso central)
- Ecografía abdominal (si afectación renal o sospecha de estenosis de arteria renal)
- Determinación de drogas en orina

Fuente: Palmero-Picazo J, Rodríguez-Gallegos M, Martínez-Gutiérrez R. Crisis hipertensiva: un abordaje integral desde la atención primaria. Archivos de Medicina Familiar. 2020 Marzo; 22(1).

TRATAMIENTO

Urgencia hipertensiva

Se deben tener en cuenta las siguientes consideraciones (tabla 3):

1. La reducción rápida de la PA no ha demostrado beneficios y existe riesgo de isquemia cerebral o miocárdica. (fig2).
2. Se aconseja una disminución inicial de la PA a cifras inferiores a 160/100 mm Hg en horas o días con terapia convencional. La velocidad de disminución no está claramente definida y se debe valorar el riesgo individual de cada paciente; sin embargo se recomienda la disminución del 20 al 25% del valor inicial de tensión arterial, y la normalización de la misma en un lapso de 24 hasta 48 horas con la terapia médica habitual de cada paciente, u optimizada en dosis o asociaciones de ser el caso (4).
3. Se debe evitar el tratamiento con nifedipina sublingual en el tratamiento de las urgencias hipertensivas, ya que no es posible controlar el grado y la velocidad de disminución de la PA, con el consiguiente riesgo de complicaciones isquémicas (13).
4. En pacientes ya tratados, se aconseja ajustar su medicación o re introducirla si no hay adherencia terapéutica. Para los no tratados previamente, se puede iniciar el tratamiento con un fármaco (inhibidores de la enzima de conversión de angiotensina o antagonistas del receptor de la angiotensina II, calcioantagonista, bloqueador beta adrenérgico o diurético) o con una combinación de dos fármacos. La elección del tratamiento debe tener en consideración las características del paciente y sus comorbilidades (13).

Tabla 3 Principales fármacos administrados vía oral y sus propiedades, utilizados en el tratamiento de las urgencias hipertensivas

FÁRMACO	DOSIS	TIEMPO MÁXIMO DE ACCIÓN	DURACIÓN	EFECTOS ADVERSOS
Antagonistas de los canales de calcio				
Amlodipino	5-10 mg	6-12 h	35-50 h	Cefalea, edemas, intolerancia digestiva, palpitaciones
Betabloqueantes				
Labetalol	100-200 mg	0,5-4 h	8-14 h	
Bisoprolol	2,5-5 mg	2-4 h	9-12 h	Cefalea, náuseas, hipotensión, bradicardia, diarrea
Carvedilol	12,5-200 mg	1-2 h	16-20 h	
Inhibidores de la enzima convertidora de angiotensina				
Captopril	25-50 mg	0,5-1 h	3-6 h	Hipotensión, angioedema, hiperkalemia, tos
Enalapril	10-20 mg	2-4 h	12-16 h	
Diuréticos de asa				
Furosemida	20-40 mg	0,5-1 h	2-4 h	Poliuria, hiperuricemia
Bloqueadores alfa				
Doxazosina	2-8mg	2 - 5 h	24h	Disnea, palpitaciones, cefaleas, edema periférico y taquicardia sinusal.

Fuente: Arbea G, Pastorby I, Francoa J. Aproximación diagnóstica y terapéutica de las crisis hipertensivas. Med Clin (Barc). 2017 Septiembre; 155(1).

Emergencia hipertensiva

El objetivo inicial del tratamiento es la rápida disminución de la PA diastólica hasta 100-105 mm Hg, que debería ser alcanzado en pocas horas. En general, no se aconseja disminuir la presión más de un 25% de las cifras basales (salvo en situaciones especiales como la disección aórtica que requieren un descenso mayor incluso habiendo la necesidad de disminuir las cifras tensionales a valores normales (120/80). En la tabla 4 se exponen los fármacos indicados en cada situación (11).

Tabla 4. Principales fármacos administrados por vía intravenosa y sus propiedades, utilizados en el tratamiento de las emergencias hipertensivas

FÁRMACO	DOSIS	INICIO DE ACCIÓN	DURACIÓN	EFECTOS ADVERSOS
Betabloqueantes				
Labetalol	Bolo 20 mg cada 15 min (max 80 mg), o 2 mg/min en infusión	5-10 min	3-6 h	Náuseas, parestesias, broncoespasmo, mareos, bloqueo cardiaco
Metoprolol	Bolos 5 mg, seguido de 5-15 mg cada 3-6 h	20 min	5-8 h	
Inhibidor de la enzima convertidora de angiotensina				
Enalaprilato	1,25 a 5 mg cada 6 h	15-60 min	4-6 h	Cefalea, mareos Vasodilatadores arteriales y venosos
Vasodilatadores arteriales y venosos				
Nitroglicerina	5 a 100 ug/min	2-5 min	5-15 min	Cefalea, taquicardia
Nitropusiato sódico	0,25 a 10 ug/kg/	min 1-2 min	5-10 min	incremento PIC, toxicidad por tiocianato y cianuro en insuficiencia renal
Hidralazina	Bolus 5-20 mg cada 20 min	10-20 min	4-6 h	Cefalea, taquicardia, hipotensión
Otros mecanismos de acción				
Urapidilo	Bolus de 10-25 mg, seguido de 5-40 mg/h en infusión	3-5 min	4-6 h	Cefalea, taquicardia

Fuente: Arbea G, Pastorby I, Francoa J. Aproximación diagnóstica y terapéutica de las crisis hipertensivas. Med Clin (Barc). 2017 Septiembre; 155(1).

Figura 2. Algoritmo simplificado para manejo de crisis hipertensivas basado en escenario / presentación clínica

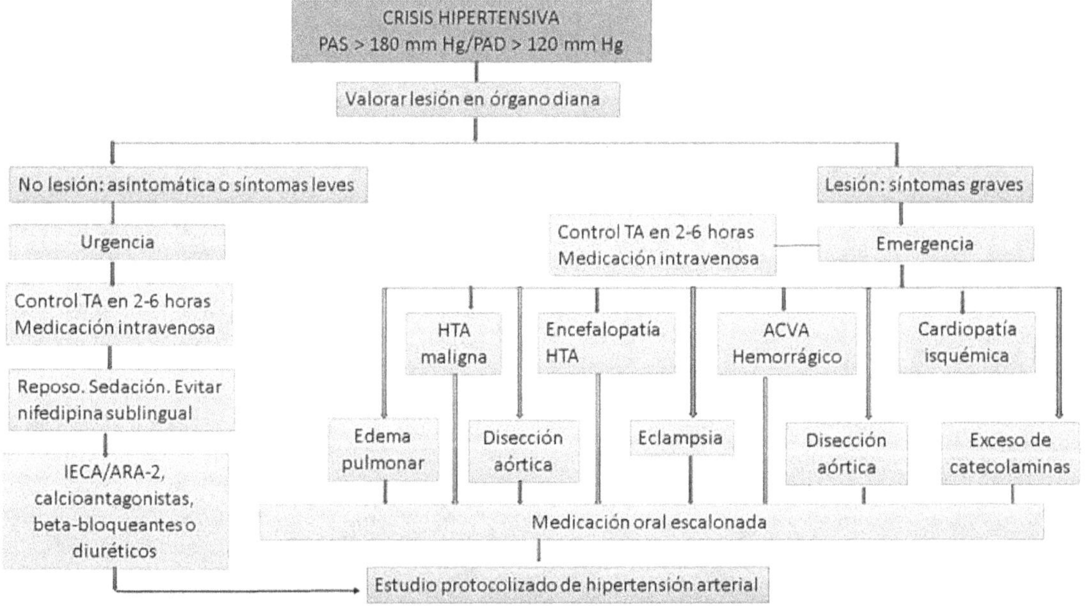

Fuente: Arriba de la Fuentea G, Pérez del Valle K, Gaitán Tocora G, Hernández Sevillano B. Protocolo diagnóstico y tratamiento de las crisis hipertensivas. PROTOCOLOS DE PRÁCTICA ASISTENCIAL. 2019 Junio; 12(81).

Figura 3. Un enfoque simplificado para el manejo de crisis hipertensivas.

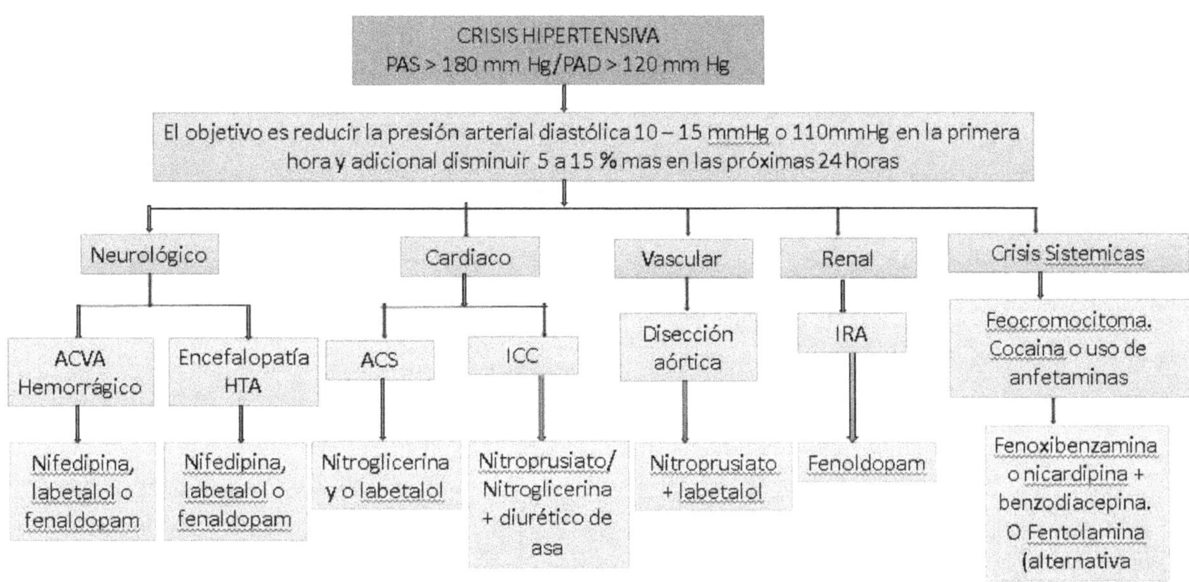

SCA: síndrome coronario agudo. ICC: insuficiencia cardíaca congestiva.
Tomado de: Wani-Parekh P, Blanco-Garcia C, Mendez M, Mukherjee D. Guide of Hypertensive Crisis Pharmacotherapy. Cardiovascular & Haematological Disorders-Drug Targets. 2017 Diciembre; 17(1).

Tabla 5. Principales emergencias hipertensivas y su enfoque terapéutico

TIPO DE EMERGENCIA HIPERTENSIVA	OBJETIVO DE PRESIÓN ARTERIAL (MMHG)	FÁRMACOS
Disección aórtica aguda	•PA ≤ 120/80 •FC ≤ 60 latidos/min	Labetalol, nitroprusiato sódico, nicardipino,
ACV isquémico	•Fibrinólisis: ≤ 180/110 •No fibrinólisis: reducir si PA ≥ 220/120	Labetalol, nicardipino, urapidil
ACV hemorrágico	•PA ≤ 180/105	Labetalol, nicardipino
Encefalopatía hipertensiva	•Reducir PA 10-15% en 2 h hasta 25% en 24 h	Labetalol, nicardipino
Insuficiencia cardiaca aguda y/o edema agudo de pulmón	•Reducir PA 10-15%, continuar según respuesta clínica	Nitroglicerina, nitroprusiato, furosemida
Síndrome coronario agudo	•Reducir 20% en 2 h, continuar según respuesta	Nitroglicerina, nitroprusiato sódico, betabloqueantes, nicardipino
Insuficiencia renal aguda	•Reducir PA 10-20% en 24 h	Nitroprusiato sódico, nicardipino, fenoldopam
Eclampsia	•Reducir PA 20% en 2-6 h	Labetalol, hidralazina
Exceso catecolaminas, cocaína, anfetaminas	•Reducir PA 20% en 2-3 h •En feocromocitoma reducir hasta resolución síntomas	Fentolamina, nitroprusiato sódico, labetalol (no utilizar betabloqueantes en monoterapia)

Fuente: Arbea G, Pastorby I, Francoa J. Aproximación diagnóstica y terapéutica de las crisis hipertensivas. Med Clin (Barc). 2017 Septiembre; 155(1).

IMPLICACIONES PRONÓSTICAS

La mortalidad por Crisis hipertensivas ha disminuido significativamente con el uso generalizado de medicamentos antihipertensivos. La supervivencia a 5 años en pacientes diagnosticados con "Hipertensión arterial maligna" ha mostrado una mejora del 37 al 91%. A pesar de este progreso notable, las crisis hipertensivas conllevan un riesgo significativo de morbilidad y mortalidad cardiovascular (10).

BIBLIOGRAFÍA

1. Arbea G, Pastorby I, Francoa J. Aproximación diagnóstica y terapéutica de las crisis hipertensivas. Med Clin (Barc). 2017 Septiembre; 155(1).

2. Varounis C, Katsi V, Nihoyannopoulos P, Lekakis J, Tousoulis D. Cardiovascular Hypertensive Crisis: Recent Evidence and Review of the Literature. Front Cardiovasc Med. 2017 Enero; 3(51).

3. Arriba de la Fuentea G, Pérez del Valle K, Gaitán Tocora G, Hernández Sevillano B. Protocolo diagnóstico y tratamiento de las crisis hipertensivas. PROTOCOLOS DE PRÁCTICA ASISTENCIAL. 2019 Junio; 12(81).

4. Palmero-Picazo J, Rodríguez-Gallegos M, Martínez-Gutiérrez R. Crisis hipertensiva: un abordaje integral desde la atención primaria. Archivos de Medicina Familiar. 2020 Marzo; 22(1).

5. Ozaetta Tutivén, Armijos Caicedo, T; Loero Boada, G. Manejo actualizado de las complicaciones cardiovasculares en pacientes con emergencia hipertensiva. 2018 Octubre; 12(2).

6. Brathwaite L, Reif M. Hypertensive Emergencies: A Review of Common Presentations and Treatment Options. Cardiol Clin. Agosto 2019; 37(3).

7. Ipeka E, Oktayb A, Krim S. Hypertensive crisis: an update on clinical approach. Clinical approach to hypertensive crisis. 2017 Julio; 32(0).

8. Tewari S, Khanna R, Kotecha N. Hypertensive Emergencies and Urgencies. Hypertension Journal. 2018 Marzo; 4(1).

9. Wani-Parekh P, Blanco-Garcia C, Mendez M, Mukherjee D. Guide of Hypertensive Crisis Pharmacotherapy. Cardiovascular & Haematological Disorders-Drug Targets. 2017 Diciembre; 17(1).

10. Bernedo Valdez A. Crisis hipertensivas. Rev Soc Peru Med Interna. 2017 Marzo; 30(3).

11. Bohórquez R. Crisis hipertensiva. Cardiología y vascular. 2016 Agosto; 3(4).

12. Benken S. Hypertensive Emergencies. Medical Issues in the ICU. 2018 Septiembre; 1(1).

13. Suneja M, Lee Sanders M. Hypertensive Emergency. Med Clin N Am. 2017 Diciembre; 101(1).

SÍNDROME CORONARIO AGUDO

Luis Guillermo Faundez Campoverde

INTRODUCCIÓN

Es una de las patologías más prevalentes en países industrializados es causada por la disminución del flujo a través de arterias coronarias, el término es utilizado para referirse a signos y síntomas relacionados con isquemia miocárdica aguda, cuya causa principal es la formación de un trombo en las arterias coronarias, normalmente relacionada con enfermedad ateroesclerótica, según las características del dolor este podría ser típico y atípico (no anginoso).(1)(4)

La patología coronaria sigue siendo una de las que mayor mortalidad tiene alrededor del mundo, se encuentra entre un 30 a 50% dentro de los primeros 30 días, es por esto que se considera de suma importancia conocer sus principales formas de presentación, la definición en los últimos años ha sido cambiada drásticamente gracias a la aparición de biomarcadores que son una de las bases principales para su diagnóstico conjuntamente con sintomatología isquémica, alteración en electrocardiograma.(1)(2)

Las lesiones producidas suelen ser facilitadas por factores como tabaquismo, hipertensión arterial y dislipidemias, la mayoría está en relación con placas ateromatosas las cuales al romperse exponen capas internas de arterias coronarias produciendo estimulación de trombocitos posterior estimulación de plaquetas y producción de tromboxano A2 que activa más el mecanismo de agregación plaquetaria.(2)(4)

ETIOLOGÍA

El síndrome coronario agudo la mayoría de ocasiones corresponde a una obstrucción parcial de la luz de una arteria coronaria, ya sea por trombo o por rotura de placa ateromatosa(1)(2)

El principal mecanismo es la obstrucción completa de una arteria coronaria secundaria a trombo, ruptura de placa aterosclerótica, la sangre al ponerse en contacto con este material altamente trombogénico inicia el ciclo de la casaca de coagulación, formando un trombo compuesto por plaquetas y fibrina.(1)(4)

La causa más frecuente es la reducción del suministro de oxígeno a los tejidos cardiacos agregada a una lesión obstructiva coronaria, se han identificado 4 procesos patológicos relacionados con este padecimiento.

- Rotura de placa ateromatosa.
- Obstrucción dinámica.
- Obstrucción mecánica progresiva.
- Mayores necesidades de oxígeno por parte de los tejidos.

CLÍNICA

Una anamnesis completa es uno de los principales determinante diagnósticos de esta patología, enfocada en el dolor, tanto en su inicio como en el tipo de dolor, en caso de paciente referir dolor punzante o cólico se podría descartar el diagnóstico.(1)(2)

Tabla 1. Probabilidad de enfermedad coronaria

	Alta	Intermedia	Baja
Anamnesis.	· Historia previa de evento cardiaco isquémico. · Dolor opresivo en tórax irradiado a miembro superior izquierdo o mandíbula, similar al evento isquémico previo.	· Dolor opresivo en Tórax o miembro superior izq. · Edad >70 años. · Varón. · Diabetes mellitus. · síncope	· Dolor torácico de otras características · Consumo reciente de cocaína · Nausea y vomito · Fatiga · Disfagia
Exploración física	· Soplo transitorio Hipotensión Diaforesis · Edema agudo de pulmón · Crepitantes · Palidez, sudoración	· Enfermedad vascular extracardiaca · Frialdad en extremidades · Disnea	· Dolor que se reproduce a la palpación. · Dolor torácico a la digito presión
ECG	· Elevación de ST (≥ 1 mm) · Inversión de T en varias derivaciones precordiales	· Ondas Q · Depresión ST (0,5- 1mm) · Inversión de T (>1mm)	· Aplanamiento de onda T ó inversión < 1mm en derivaciones con R dominante · ECG normal

Fuente: Solla I, Bembibre L, Freire J. Manejo del síndrome coronario agudo en urgencias de atención primaria. Cad Aten primaria 2011; vol 18: 49 - 55.

Tabla 2: Sensibilidad y especificidad de signos y sintomas de sindrome coronario agudo

Hallazgos	Sensibilidad %	Especificidad %	LR +	LR -
Historia				
● Resultado previo de la prueba de esfuerzo anormal	12	96	3.1	0.92
● Enfermedad arterial periférica	7.5	97	2.7	0.96
● Enfermedad coronaria previa	41	79	2.0	0.75
● Diabetes mellitus	26	82	1.4	0.9
Síntomas				
● Diaforesis	41	85	2.44	0.72
● Dolor en el brazo u hombro derecho	32	86	2.35	0.81
● Dolor en ambos brazos	32	86	2.35	0.81
● Dolor similar en la isquemia previa	47	79	2.2	0.67
● cambio en el patrón en las últimas 24 H	27	86	2.0	0.84
● Dolor opresivo	77	35	1.79	0.70
● Dolor en el brazo u hombro izquierdo	54	65	1.49	0.76
● Ausencia de sensibilidad en la pared torácica	92	36	1.47	0.23
Examen físico				
● Hipotensión	3.1	99	3.9	0.98
Electrocardiograma				
● Depresión del segmento ST	25	95	5.3	0.79
● Indicadores electrocardiográficos de Isquemia (cualquier inversión de la Onda T, depresión del segmento ST, onda Q)	32	91	3.6	0.74

LR + = cociente de probabilidad positiva; LR - =cociente de probabilidad negativa
Fuente: Barstown C, Rice M. Acute Coronary Syndrome: Diagnostic Evaluation. American family physician 2017; 95 (3): 170-177

DIAGNÓSTICOS DIFERENCIALES

Tabla 3. Causas cardiacas diferentes a síndromes coronarios agudos

CAUSAS CARDÍACAS DIFERENTES A SÍNDROMES CORONARIOS AGUDOS					
Entidad	Localización del dolor	Característica	Irradiación	Examen físico	ECG
Pericarditis	Precordial	Opresivo, aumenta con inspiración	No	Taquicardia frote pericárdico	Elevación difusa del ST con concavidad superior
Estenosis aórtica	Retroesternal	Opresivo	Cuello	Soplo sistólico en diamante irradiado a cuello	Hipertrofia ventricular izquierda
Insuficiencia aórtica	Retroesternal	Opresivo	Cuello	Soplo diastólico, pulsos saltones, presión de pulso amplia	Hipertrofia ventricular izquierda
Disección de aorta	Anterior o en espalda	Severo, súbito constante	Espalda abdomen	Soplo aórtico presión y pulsos variables entre extremidades	Normal, HVI o cambios isquémicos inferiores (IAM)
Cardiomiopatía hipertrófica	Retroesternal	Opresivo	No	Soplo sistólico paraesternal, izquierdo, S4	HVI, alteraciones del ST y onda T ondas Q
Prolapso valvular mitral	Precordial	Atípico asociado a palpitaciones	No	Soplo sistólico click sistólico	Extrasistoles ventriculares, T negativas en pared lateral inferior
Embolismo pulmonar	Torácico	Dolor pleurítico asociado a disnea	No	Taquicardia, Taquipnea, S2 aumentado	S1Q3T3, eje derecho, bloqueo de rama derecha, sobrecarga del ventrículo derecho

Fuente: Mendoza F. Dolor torácico en el servicio de urgencias: "un reto por enfrentar" [Internet]. 2003. [citado 29 junio 2020]. URL disponible en: http://www.scielo.org.co/pdf/rcca/v10n8/10n8a4.pdf

El tiempo de evolución del dolor en sumamente importante, si el paciente refiere que el dolor dura segundos o un minuto se podría declinar el diagnóstico.(1)

Siempre debe estar acompañado de un interrogatorio exhaustivo y enfocado también a los antecedentes familiares, datos de relevancia como padre que presenta IAM antes de los 55 años, o madre que lo padezca antes de los 65, al igual que factores de riesgo como edad, dislipidemias, HTA, tabaquismo, sedentarismo y problemas metabólicos. (1)

Dolor el cual aparece en reposo o despierta al paciente en la noche es mucho más grave y estaría relacionado con una angina inestable.(1)

La molestia más frecuente se relaciona con dolor profundo y visceral, pacientes utilizan algunos adjetivos como constrictivo u opresivo, de forma típica aparece en zona central del tórax, epigastrio o en ambas.(2)

El abordaje clínico es muy importante en el diagnóstico de este síndrome, debemos tener en cuenta que la presentación clínica podría varía en un 30% por la presentación de sintomatología atípica.(1)

Otro punto relevante es si el dolor está relacionado con la actividad física ya que este dolor es el único capaz de ser reproducible con pruebas de esfuerzo diferenciando así entre una angina estable y una inestable.(1)

Hay que tener especial consideración con aquellos pacientes adultos mayores ya que en ellos la clínica puede verse un tanto alterada debutando como disnea progresiva y edema pulmonar agudo otra sintomatología que puede aparecer en estados confusionales, pérdida del conocimiento, astenia, arritmias o simplemente hipotensión arterial inexplicada.(2)(4)

Dentro de la descripción por parte del paciente se indicaría dolor tipo opresivo en región retroesternal con duración de más de 20 minutos que cede al reposo y reaparece al realizar actividad física en caso de estar sospechando de una angina estable. (1)(2)

Características de la irradiación es que se expande hacia cuello, mandíbula o brazo izquierdo, alguna de la sintomatología atípica puede incluir náusea y vómito, disfagia, fatiga, síncope.(1)(2)(3)

Casi todos los pacientes muestran ansiedad o inquietud e intentan sin éxito disminuir el dolor con cambios de posiciones, comúnmente su presentación está acompañada de sudoración, palidez, frialdad de extremidades y dolor retroesternal. (1)

Es importante recalcar que en mujeres y diabéticos se puede presentar esta patología son dolor asociado, sino con un cuadro de disnea de esfuerzo.(1)

DIAGNÓSTICO

Para este tenemos que tener presente que esta patología se dividirá en 2 grandes grupos como son el síndrome coronario agudo con elevación del segmento ST y el síndrome coronario agudo sin elevación del segmento ST, la mayor diferencia entre estos se encuentra en los hallazgos electrocardiográficos.(4)

El diagnóstico se hará con historia clínica detallada en base puntos antes expuestos al igual que interpretación de electrocardiograma el mismo que ayudará no solo en el diagnóstico sino su pronóstico, este debe realizarse en los 10 primeros minutos del contacto.(1)

Gráfico 1. Variantes electrocardiográficas del segmento ST

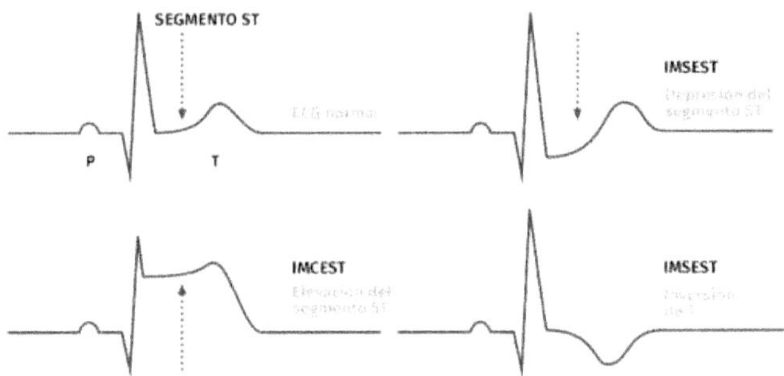

Fuente: Parrales H. Segmento ST [en línea]. 2018. [fecha de acceso 15 junio 2020]. URL Disponible en: https://cerebromedico.com/electrocardiograma/segmento-st/

Síndrome coronario agudo con elevación del ST

Los criterios principales que se deben tener en cuenta en cuanto al electrocardiograma para llamarlo como síndrome coronario agudo con elevación del segmento ST son: elevación del segmento ST desde punto J en 2 derivaciones contiguas en varones menores de 40 años será mayor o igual a 0.25mv, varones mayores de 40 años será mayor o igual a 0.2mv y mayor o igual 0.15 mv en mujeres en las derivaciones v2 v3 o también mayo o igual a 0.1mv en cualquier derivación.(1)(3)

En caso de sospecha de infarto agudo de miocardio de cara inferior (alteraciones electrocardiográficas en derivaciones DII, DIII, AVF) se aconseja derivaciones precordiales derechas V3r y V4r con el fin de diagnosticar infarto ventricular derecho concomitante a más de esto si presenta alteraciones electrocardiográficas en derivaciones DII DIII y AVF, obligatoriamente se deberá realizar electrocardiograma completo en derivaciones derechas en busca de imágenes en espejo con elevación del segmento ST en precordiales derechas V1R - V6R. (1)

Colocación de derivaciones precordiales derechas

- V1: igual que en ubicación normal.
- V2: igual que en ubicación normal.
- V3R: a la mitad de distancia entre V1 y V4R.
- V4R: en el quinto espacio intercostal derecho y la línea medio-clavicular.
- V5R: en el quinto espacio intercostal derecho y la línea axilar anterior.
- V6R: en el quinto espacio intercostal derecho y la línea medioaxilar.

Gráfico 2. Colocación de derivaciones precordiales derechas

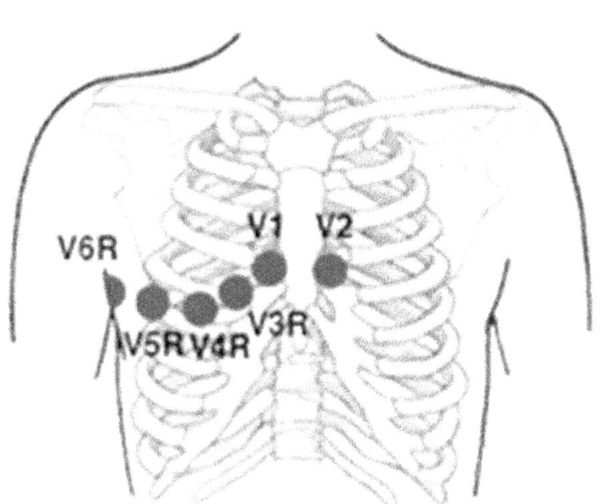

Fuente: Parrales H. Segmento ST [en línea]; 2018 [fecha de acceso 15 junio 2020]. URL Disponible en: https://cerebromedico.com/electrocardiograma/segmento-st/

Recalcando que un EKG normal no excluye el diagnóstico ya que se trata de una patología dinámica, por lo que se recomienda que se realice el estudio de una forma seriada.(1)(2)

Gráfico 3. Elevación del segmento ST

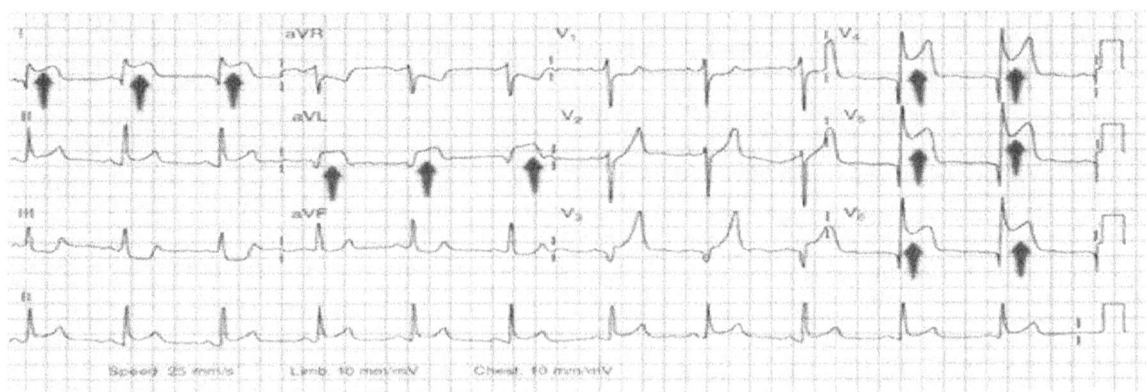

Fuente: Parrales H. Segmento ST [en línea]; 2018 [fecha de acceso 15 junio 2020]. URL Disponible en: https://cerebromedico.com/electrocardiograma/segmento-st/

Síndrome coronario agudo sin elevación del segmento ST

Es caracterizado por una depresión del segmento ST de 0.5 mm (0.05 mV) o superior, o una inversión de la onda T dinámica presentando dolor disconfort. Dentro de esta categoría también se encuentra incluido la elevación del segmento ST no persistente o transitoria de 0.5 mm o mayor durante menos de veinte minutos. (3)

Gráfico 4: Síndrome coronario agudo sin elevación del segmento ST

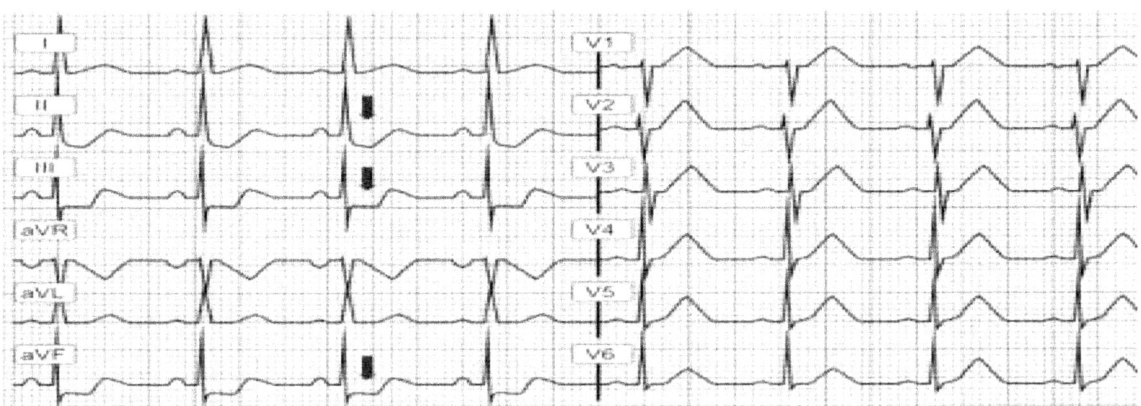

Fuente: Ramirez S. Síndrome coronario agudo sin elevación del ST [Internet]. 2017 [citado 15 junio 2020]. URL disponible en: https://rotacioncardiologiaudca.wordpress.com/2017/04/04/sindrome-coronario-agudo-sin-elevacion-del-st-2/

Gráfico 5: Síndrome coronario agudo sin elevación del segmento ST

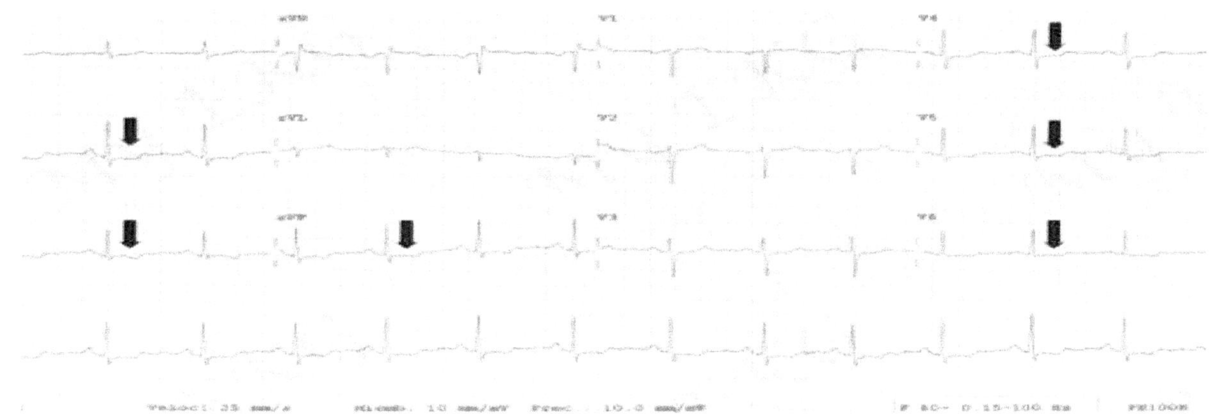

Fuente: Polanco del Orbe A. ¿Qué es el síndrome coronario agudo sin elevación del ST? [Internet]. 2016. [citado 15 junio 2020]. URL Disponible en: http://www.actualidadmedica.com.do/que-es-el-sindrome-coronario-agudo-sin-elevacion-del-st/

Biomarcadores

En los biomarcadores el más utilizado es la troponina I y debe ser solicitada de manera rutinaria al ingreso del paciente, sus resultados no deben retrasar el tratamiento de reperfusión, en estos pacientes la clínica y el ECG son los pilares fundamentales para el diagnóstico y tratamiento definitivo. (1)(2)(3)

La enzima CK – MB es solo un método alternativo en caso de no disponer de troponinas o si se sospecha de reinfarto.(1)

En cuanto a los biomarcadores de necrosis miocárdica se observarán troponinas, y la fracción MB de la enzima creatinfosfoquinasa.(1)(2)

Las troponinas son proteínas globulares relacionadas con la contracción cardiaca divididas en 3 subunidades, las mismas que son troponina C que se encarga de la fijación del calcio, troponina I la cual es la inhibidora de la interacción entre actina – miosina y troponina T fijadora de tropomiosina.(1)(2)

Estas son liberadas en el torrente circulatoria al presentarse un cuadro de infarto agudo de miocardio, la troponina I y t son liberadas entre 4-10 horas luego del inicio de un infarto con un pico máximo entre 12-48 horas, se mantienen elevadas un promedio de 4 – 14 días. (2)

Las troponinas tienen un valor predictivo de negativo de 95%, cumplen un papel importante no solo en el diagnóstico sino también en la estratificación del riesgo, ya que este confiere riesgo 4 veces mayor de muerte o recurrencia de encontrarse elevadas.(1)(4)

La enzima CK –MB es la isoforma más específica de las 3, con su mayor concentración en el músculo cardíaco, se la puede detectar entre 4-6 horas del inicio de los síntomas y permanecerá elevada por un periodo de 24-36 horas, por lo que esta puede utilizarse en pacientes que se sospecha de un IAM cosa que no se puede realizar con las troponinas.(1)(4)

Durante mucho tiempo CK –MB fue gold standard para el diagnóstico sin embargo ahora es solo una alternativa para el diagnóstico, por lo que su uso queda restringido para dos situaciones, la primera en caso de no disponer de troponinas y la segunda al sospechar de un reinfarto.(1)

Un valor de la enzima CK - MB menor del 4% indica lesión periférica mientras que de un 4 – 25% indica lesión miocárdica.(1)

La ecocardiografía transtorácica en un método relativamente nuevo de ayuda en los casos que existe discrepancia en cuanto al diagnóstico además que puede poner en evidencia alteraciones de motilidad en zonas específicas cardiacas y lo más importante es que puede ser realizado de manera rápida.(1)

En presencia de hallazgos compatibles con bloqueo completo / incompleto de rama izquierda o presumiblemente nuevo se deberá evaluar la presencia de criterios de SGARBOSSA para diagnóstico de síndrome coronario agudo en presencia de bloqueo de rama izquierda. (11)

Es un conjunto de hallazgos electrocardiográficos para identificar un infarto agudo de miocardio en presencia de bloqueo de rama izquierda aunque son avances considerables estos tienen una limitada sensibilidad (20%), por lo que si se encuentran presentes confirma el diagnóstico de IAM pero no es de utilidad para descartalo.(11)

Gráfico 6: Criterios de SGARBOSSA para diagnóstico de síndrome coronario agudo en presencia de bloqueo de rama izquierda.

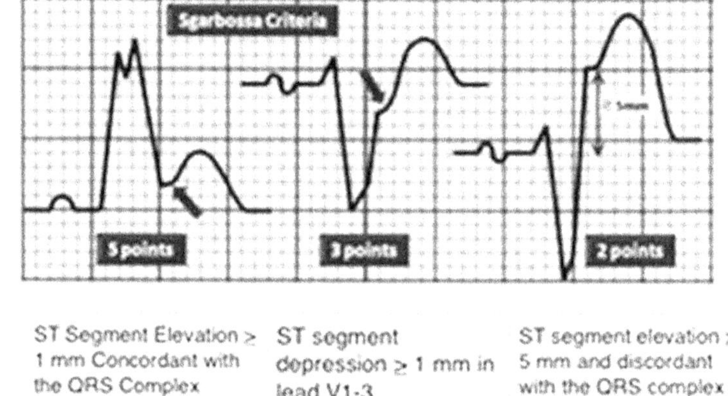

	ST Segment Elevation ≥ 1 mm Concordant with the QRS Complex	ST segment depression ≥ 1 mm in lead V1-3	ST segment elevation ≥ 5 mm and discordant with the QRS complex
Sensitivity	73%	25%	31%
Specificity	92%	96%	92%
(+) LR	9.13	6.25	3.88
(-) LR	0.29	0.78	0.75

Fuente: Swaminathan A. Infarto Agudo del Miocardio con Elevación del ST en pacientes con Bloqueo de Rama Izquierda (BRI) [Internet]. 2017. [citado 29 junio 2020]. URL Disponible en: http://somosciesmart.blogspot.com/2017/08/infarto-agudo-del-miocardio-con.htm

- Elevación concordante del ST mayor a 1 mm en cualquier derivación= 5 PUNTOS
- Descenso concordante del ST mayor a 1 mm en las derivaciones V1- V3= 3 PUNTOS
- Elevación discordante mayor a 5 mm con relación al QRS en cualquier derivación= 2 PUNTOS

Paciente con puntaje mayor a 3 tiene una especificidad mayor al 90% para el diagnóstico de infarto agudo de miocardio en presencia de bloqueo de rama izquierda.(5)

Estratificación del riesgo

En cuanto a la estratificación del riesgo las principales escalas utilizada son TIMI la cual es una herramienta para valorar riesgo de eventos cardiovasculares además su mortalidad dentro de 30 días, asignando valores los cuales determinarán según puntaje la misma. (1)

Tabla 4: Puntaje de riesgo TIMI para infarto agudo de miocardio con elevación del segmento ST

Puntaje de Riesgo TIMI para IAM con SDST		Puntaje de Riesgo	Probabilidad de muerte a los 30 días*
Historia		0	0.1 (0.1-0.2)
Edad 65-74 años	2 puntos	1	0.3 (0.2-0.3)
≥ 75 años	3 puntos	2	0.4 (0.4-0.5)
DM/HTA/angina	1 punto	3	0.7 (0.6-0.9)
Examen Físico		4	1.2 (1.0-1.5)
PAS <100 mmHg	3 puntos	5	2.2 (1.9-2.6)
FC > 100 lpm	2 puntos	6	3.0 (2.5-3.6)
Killip II-IV	2 puntos	7	4.8 (3.8-6.1)
Peso < 67 kg	1 punto	8	5.8 (4.2-7.8)
Presentación		>8	8.8 (6.3 -12)
SDST anterior o BCRI	1 punto		
Tiempo pre-reperfusión >4 hrs	1 punto		
Puntaje de Riesgo = Total	**(0-14 puntos)**		

*Respecto a mortalidad promedio (Intervalos de confianza del 95%)

Fuente: Ugalde H, Yubini M, Rozas S, Sanhueza M, Jara H. Validación del puntaje de riesgo TIMI como predictor de mortalidad en pacientes chilenos con infarto agudo al miocardio con supradesnivel de ST. Rev Med Chile 2017; No 145: 572-578 URL disponible en: https://scielo.conicyt.cl/pdf/rmc/v145n5/art03.pdf

Escala de GRACE, se base en un análisis multivariado de una manera global, y estima el riesgo de infarto, riesgo de muerte intrahospitalaria y a los seis meses, esta incorpora una serie de parámetros lo cuales son modificables dependiendo de la situación del paciente, según su puntaje para mortalidad intra hospitalaria serán de riesgo bajo (menor de 108) con mortalidad 1% , riesgo intermedio (de 109 a 140) con mortalidad 1-3 % de y riesgo alto (mayor a 140) con mortalidad mayor al 3% , y para riesgo de mortalidad a los 6 meses serán riesgo bajo (menor o igual a 88) mortalidad menos de 3% de, riesgo intermedio (de 89 -140) mortalidad de 3-8% de y riesgo alto (mayor a 108) mortalidad mayor de 8%. (1)

Tabla 5. Escala de GRACE (0-258)

Edad (años)		Frecuencia cardiaca		TA sistólica (mmHg)		Creatinina (mg/dl)		Clase de Killip	
Rango	Puntos	Rango	Puntos	Rango	Puntos	Rango	Puntos	Rango	Puntos
40–49	18	< 70	0	< 80	63	≤ 0.39	2	Clase I	0
50–59	36	70-89	7	80-99	58	0,4–0,79	5	Clase II	21
60–69	55	90-109	13	100-119	47	0,8–1,19	8	Clase III	43
70–79	73	110-140	23	120-139	37	1,2–1,59	11	Clase IV	64
≥ 80	91	150-199	36	140-159	26	1,6–1,99	14		
		≥ 200	46	160-199	11	2–3,99	23		
				≥ 200	0	≥ 4	31		
Paro cardiorrespiratorio al ingreso: 43									
Elevación de las enzimas cardiacas: 15									
Desviación del segmento ST: 30									

Fuente: New association academic. Escala de Grace. Journal public global of medicine. 2016. [Fecha de acceso 15 de junio de 2020]. URL disponible en: https://midoctorenlinea.blogspot.com/2016/09/escala-de-grace.html?m=0

Escala de KILLIP. la cual permite establecer pronóstico y evolución de la patología determinando las posibilidades de muerte dentro de los primeros 30 días posterior a sufrir un infarto de miocardio, a más de esto permite establecer el grado de falla cardiaca que presenta una paciente con infarto agudo de miocardio. (1)

Tabla 6: Clasificación KILLIP

Clase **I**	Infarto no complicado.
Clase **II**	Insuficiencia cardíaca moderada: estertores en bases pulmonares, galope por S3, taquicardia.
Clase **III**	Insuficiencia cardíaca grave con edema agudo de pulmón.
Clase **IV**	Shock cardiogénico.

Fuente: Canalejo C, Coruña a. Artículos médicos basados en la evidencia científica Clasificación de killip y kimball. 2010. [Fecha de acceso 15 de junio de 2020]. URL disponible en: https://trabajolibre.wordpress.com/2010/01/08/infarto-agudo-de-miocardio-clasificacion-de-killip/

Como resultado en la clase I: No hay insuficiencia cardia con mortalidad de 5% , clase II: Presencia de estertores crepitantes en la mitad inferior de los campos pulmonares, galope por tercer ruido e hipertensión venosa pulmonar ligera a moderada con mortalidad de 10%, clase III: Presencia de edema pulmonar con estertores en la totalidad de ambos campos pulmonares con mortalidad de 40%, clase IV: Shock cardiogénico. Con signos de hipotensión (presión arterial sistémica sistólica ≤ 90 mm Hg), vasoconstricción periférica, oliguria, cianosis y diaforesis con mortalidad del 90%. (1)

Riesgo hemorragia es sumamente importante ya que determinará un punto clave en la mortalidad dando un mal pronóstico tanto a corto como a largo plazo. (1)

TRATAMIENTO

El tratamiento es complejo ya que la mayoría de pacientes sufre de varias patologías concomitantes, los parámetros de tratamiento están distribuidos en varios puntos los cuales son: medidas generales, tratamiento farmacológico y tratamiento invasivo.(1)

Dentro de las medidas generales se incluye administración de oxígeno sólo si las saturaciones son menores al 90% o si se presenta distrés respiratorio, ya que este aumento en alrededor de 1% el tamaño del infarto por cada 100 ml administrados.(1)

Colocaciones de una vía venosa periférica, ya que re requiere un acceso venoso en caso de ser necesaria la aplicación de medicamentos.(1)

Monitorización continúa y electrocardiograma de 12 derivaciones para detectar a tiempo variaciones que pudieran ser desfavorables para la evolución o desencadenar muerte del paciente, cabe recalcar que el desfibrilador debe estar en todo momento cerca del paciente por los riesgos de aparición de arritmias.(1)(4)

Tratamiento farmacológico

La morfina es el analgésico de elección cuando los nitratos no han sido eficaces, dosis 4 mg intravenoso cada 5-15 minutos, no se recomienda utilización de AINES o corticoides ya que estos aumentan la mortalidad, riesgo de ruptura cardiaca, reinfarto e insuficiencia cardiaca.(4)

Los nitratos con administración sublingual tienen efecto rápido, dosis 2 pulsaciones de 0.4 mg cada 5 minutos por 3 ocasiones, las contraindicaciones para uso son el uso de inhibidores de la fosfodiesterasa, infarto de ventrículo derecho y bradicardia o hipertensión. Nitratos por vía venosa reservados para situaciones como hipertensión arterial, disfunción ventricular izquierda y dolor anginoso persistente.(1)

Aspirina la cual es un inhibidor de la cox – 1 previniendo la formación de tromboxano A2, esta se la debe administrar antes de la repercusión, dosis de carga 300 mg vía oral y mantenimiento de 75 a 100 mg vía oral por tiempo indefinido.(1)

El clopidogrel que actúa inhibiendo el receptor P2Y12, dosis de carga 600 mg vía oral, dosis de mantenimiento 75 mg diario por 12 meses, su uso está indicado en las siguientes especificaciones como el no disponer de ticagrelor o prasugrel, riesgo hemodinámico alto que requiere anticoagulación de larga data.(1)

Prasugrel con mayor capacidad que el clopidogrel para inhibir la agregación plaquetaria dosis de carga 60 mg y mantenimiento 10 mg día por 12 meses, las contraindicaciones de su uso son 2, la primera que tenga trastornos hepáticos y la segunda paciente con antecedente de accidente cerebrovascular.(1)

El ticagrelor es un inhibidor reversible de P2Y12 por lo que al suspender el fármaco se recupera la actividad plaquetaria, dosis de carga 180 mg y mantenimiento 90 mg BID por 12 meses, representa un gran beneficio para pacientes con insuficiencia renal crónica, enfermedad isquémica recurrente y enfermedad multivaso.(1)

Enoxaparina tiene un efecto inhibidor sobre factor Xa, si el paciente se encuentra en tratamiento no es necesaria la administración adicional siempre y cuando esta haya sido administrada en el rango de 8 horas previas, en caso de sobrepasar este tiempo se recomienda 0.3 mg/kg intravenoso, mantenimiento subcutáneo 1 mg/kg cada 12 horas.(1)

Heparina no fraccionada efecto mediante la activación de antitrombina, dosis de carga 70 – 100 UI/kg intravenoso, mantenimiento se calculará en base a los valores de aPTT que debe estar entre 50-70 segundos.(1)

Bivalirudina es un inhibidor directo de trombina con una vida media de 25 minutos, es una alternativa a la heparina fraccionada sobre todo en aquellos pacientes con un alto riesgo de sangrado dosis 0.75 mg/kg /h.(1)

Inhibidor de los receptores de glucoproteína IIB y IIIA produciendo una inhibición plaquetaria, efecto máximo a las 2 horas, uso restringido para pacientes que presentan un IAM con elevación del ST de alto riesgo, dosis de carga 0.25 mg intravenoso y mantenimiento 0.125ug / kg /min por 12 horas.(1)

Estatinas las cuales deben ser utilizadas de una manera precoz ya que han demostrado disminución del riesgo de muerte por patología cardiovascular, independientemente del nivel de colesterol, se recomienda uso de atorvastatina 80 mg/ dosis como primera opción.(1)

Inhibidor de la enzima convertidora de angiotensina están recomendados dentro de las primeras 24 horas del IAM sobre todo en aquellos que presentan lesión a nivel de cara anterior o fracción de eyección menor de 40%, el enalapril es el fármaco de primera elección (5-40 mg/dosis), también se lo puede administrar en 2 tomas, sobre todo en pacientes con diabetes mellitus.(1)

Betabloqueadores han demostrado reducir la mortalidad al igual que la tasa de fibrilaciones ventriculares y muerte súbita deben ser administrados en las primeras 24 horas del evento, los medicamentos que pueden ser utilizados son carvedilol (6.25 a 50 mg/dosis) y bisoprolol (2.5 - 10 mg/cada 12 horas.(1)

Antagonistas de la aldosterona indicada para aquellos pacientes con una fracción de eyección menor o igual al 49% e insuficiencia cardiaca o diabetes, pero que no poseen contraindicaciones como falla renal o hiperpotasemia, dentro de los fármacos aprobados se encuentra la espironolactona y eplerenone.(1)

Tratamiento de reperfusión

Este tratamiento se logra mediante 2 formas una invasiva o una farmacológica. ₁ Tratamiento de reperfusión invasivo conste en la introducción de un balón a través de un acceso vascular llegando al área de la lesión e inflando el balón permitiendo la apertura del vaso seguida de la colocación de una prótesis intraluminal siendo el tiempo óptimo de puerta balón de 90 minutos, el intervencionismo puede ser de 3 formas dependiendo del escenario clínico en el cual nos encontremos.(1)

1. Intervencionismo primario se lo realiza en ausencia de tratamiento fibrinolítico. (1)

2. intervencionismo de rescate se realiza de manera urgente, cuando el tratamiento fibrinolítico ha fallado, posterior a los 90 minutos de finalizada la infusión de fibrinolíticos.(1)

3. intervencionismo sistemático posterior a fibrinólisis o reperfusión combinada destinada a pacientes que cumplieron parámetros para fibrinólisis y poseen criterios de reperfusión exitosa, deben ser llevados a hemodinámica entre las 3 – 24 horas de haber culminado la infusión de fibrinolíticos.(1)

Tratamiento de reperfusión farmacológica se realiza mediante administración de medicación fibrinolítica se prefiere el uso de alteplase o tecneteplase, estos actúan sobre la fibrina de la superficie del coágulo sin afectar el fibrinógeno circulante, posterior a la administración de estos fármacos se deben evaluar los criterios de reperfusión dentro de los 60 – 90 minutos posteriores a la finalización de la infusión de estos.(1)

Alteplase inicio de 15 mg intravenoso bolo seguida de perfusión de 0.75 mg/kg (máximo 50 mg) por 30 minutos, posterior a esto 0.50 mg/kg (máximo 35 mg) por un periodo de 60 minutos.(1)

Tecneteplase bolo único intravenoso por 10 segundos de 30-50 mg según peso corporal, 50 mg como máximo.(1)

Indicaciones de uso de fibrinolíticos, primero que paciente tenga inicio de síntomas isquémicos antes de las 12 horas y cuando se pueda realizar cateterismo hacerlo antes de los 120 minutos, segundo en pacientes sin contraindicaciones si no se dispone de cateterismo.(1)

Tabla 7. Lista de comprobación para uso de fibrinólisis

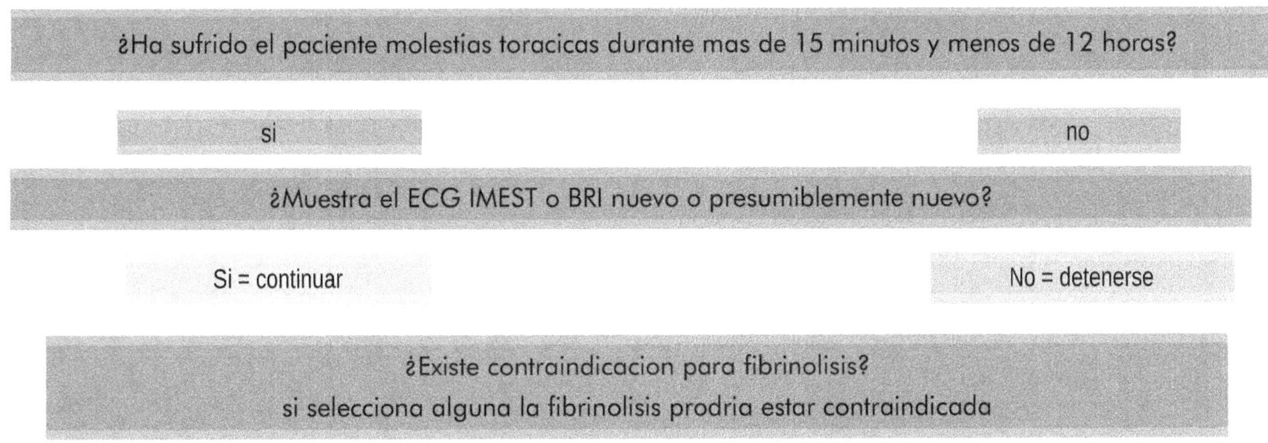

Fuente: American heart association. Soporte cardiovascular avanzado. 15a ed. Mesquite, Texas: integracolor; 2016.

Contraindicaciones absolutas y relativas de fibrinolisis intravenosa

- PA sistólica >180 a 200 mm Hg o PA diastólica >100 a 110 mm Hg
- Diferencia de PA sistólica entre brazo derecho e izquierdo >15 mm Hg
- Antecedentes de enfermedad estructural del sistema nervioso central
- Traumatismo facial/craneoencefálico cerrado importante en los 3 meses anteriores
- Accidente cerebrovascular >3 horas o <3 meses
- Traumatismo grave, cirugía (incluida cirugía ocular), sangrado GI/GU recientes (en las últimas 2-4 semanas)
- Cualquier antecedente de hemorragia intracraneal
- Hemorragia, problemas de coagulación o anticoagulantes
- Mujer embarazada
- Enfermedad sistémica grave (cáncer avanzado, enfermedad renal o hepática grave)

¿El paciente es de alto riesgo? Si selecciona si para alguna de las siguientes preguntas, considere la posibilidad de trasladar al paciente a un centro donde se realice angioplastia primaria.(4)

- Frecuencia cardiaca >o = 100/ min y PA sistólica <100 mm Hg
- Edema pulmonar (estertores)
- Signos de Shock (paciente frío y húmedo)
- Contraindicaciones del tratamiento fibrinolítico
- RCP requerida

Contraindicaciones absolutas para fibrinólisis

- Cualquier hemorragia intracraneal (HIC) previa
- Lesión vascular cerebral estructural
- Neoplasia intracraneal maligna conocida
- Accidente cerebro vascular isquémico en los últimos 3 meses, Excepto accidente cerebrovascular isquémico en las últimas 3 horas
- Sospecha de disección aórtica
- Hemorragia activa o diátesis hemorrágica
- Traumatismo craneoencefálico cerrado importante o traumatismo facial en los últimos 3 meses

Contraindicaciones relativas para fibrinolisis

- Antecedentes de hipertensión crónica, grave y mal controlada.
- Hipertensión grave mal controlada en el momento de su llegada (PAS >180mm Hg o PAD >110 mmHg).
- Antecedentes de accidente cerebro vascular isquémico en >3 meses, demencia o patología intracraneal conocida no indicada en las contraindicaciones.
- RCP traumática o prolongada mayor a 10 minutos o cirugía mayor (< de 3 semanas)
- Hemorragia interna reciente (en las últimas 2 - 4 semanas)
- Punciones vasculares no compresibles
- Para estreptoquinasa/anistreplase: exposición previa (> 5 días) o reacción alérgica anterior a estos agentes.
- Embarazo
- Ulcera gastroduodenal activa
- Uso actual de anticoagulantes: cuanto mayor sea el INR mayo será el riesgo de hemorragia

Todo paciente que cumpla criterios de reperfusión invasiva debe ser enviado a hemodinamia dentro de las primeras 24 horas.(1)(3)

La reperfusión es un procedimiento realizado a través de acceso radial usando un catéter con un balón el cual es expande a nivel de la lesión y posterior permite la colocación de un stent, su realización dependerá de las condiciones del paciente, del riesgo isquémico y se divide en varias terapias. (1)

Terapia invasiva inmediata (menos de 2 horas) recomendado para paciente que cumplan mínimo un criterio de muy alto riesgo como choque cardiogénico e inestabilidad hemodinámica, dolor torácico recurrente o en curso refractario al tratamiento, arritmias o paro cardiaco, insuficiencia cardiaca aguda con angina refractaria o con desviación del ST o cambios en el segmento ST u onda T. (1)

Terapia invasiva precoz (menos de 24 horas) recomendado para pacientes que cumplen por lo menos uno de los criterios de alto riesgo como elevación o caída de troponinas, cambios en segmento ST u onda T, puntaje en escala de GRACE mayo de 140 . (1)

Estrategia invasiva (mayor a 72 horas) recomendado para pacientes que cumplan mínimo con un criterio de riesgo intermedio como son diabetes mellitus, insuficiencia renal (tasa de filtración glomerular menor 60 ml/min), fracción de eyección de ventrículo izquierdo menor al 40% o insuficiencia cardiaca congestiva, angina post infarto precoz, antecedentes de intervencionismo cardiaco previo, puntaje en escala de GRACE mayor a 109 y menor a 140.(1)

ALGORITMO DE MANEJO SÍNDROME CORONARIO AGUDO

Gráfico 7. Algoritmo de manejo síndrome coronario agudo

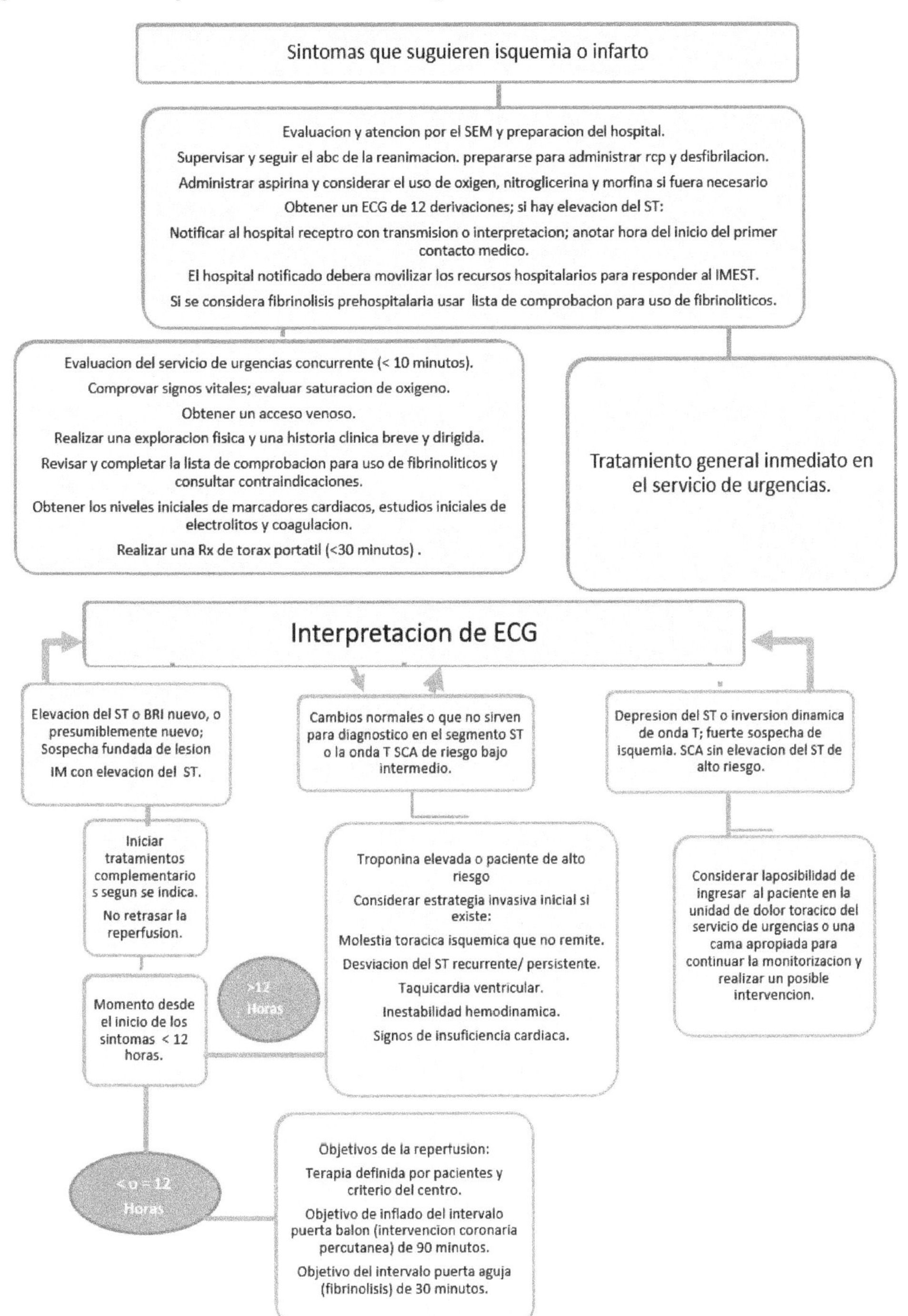

Fuente: American heart association. Soporte cardiovascular avanzado. 15a ed. Mesquite, Texas: integracolor;2016.

BIBLIOGRAFÍA

1. Carrion A. Manual de emergencias cardiovasculares SERCA. Quito: Gráficas Edithor; 2017.

2. Harrison T. Principios de medicina interna. 18va. ed. México DF: McGraw-Hill; 2012.

3. Borja I, Stefan J, Stefan A, Antunes M, Bueno H… Guia ESC 2017 sobre el tratamiento del infarto agudo de miocardio en pacientes con elevación del segmento ST. Rev Esp Cardiol 2017; 70 (12): e1 – e61.

4. American heart association. Soporte cardiovascular avanzado. 15a ed. Mesquite, Texas: integracolor; 2016.

5. Solla I, Bembibre L, Freire J. Manejo del síndrome coronario agudo en urgencias de atención primaria. Cad Aten primaria 2011; vol 18: 49 - 55.

6. Barstown C, Rice M. Acute Coronary Syndrome: Diagnostic Evaluation. American family physician 2017; 95 (3): 170-177.

7. Mendoza F. Dolor torácico en el servicio de urgencias: "un reto por enfrentar" [Internet]. 2003. [citado 29 junio 2020]. URL disponible en: http://www.scielo.org.co/pdf/rcca/v10n8/10n8a4.pdf

8. Parrales H. Segmento ST [en línea]. 2018. [fecha de acceso 15 junio 2020]. URL Disponible en: https://cerebromedico.com/electrocardiograma/segmento-st/

9. Ramirez S. Síndrome coronario agudo sin elevación del ST [Internet]. 2017 [citado 15 junio 2020]. Disponible en: https://rotacioncardiologiaudca.wordpress.com/2017/04/04/sindrome-coronario-agudo-sin-elevacion-del-st-2/

10. Polanco del Orbe A. ¿Qué es el síndrome coronario agudo sin elevación del ST? [Internet]. 2016 [citado 15 junio 2020]. Disponible en: http://www.actualidadmedica.com.do/que-es-el-sindrome-coronario-agudo-sin-elevacion-del-st/

11. Moreno N. Criterios de Sgarbossa: ¿Es momento de actualizarlos?. ELSEVIER 2015; 22 (6):294 - 297.

12. Swaminathan A. Infarto Agudo del Miocardio con Elevación del ST en pacientes con Bloqueo de Rama Izquierda (BRI) [Internet]. 2017 [citado 29 junio 2020]. Disponible en: http://somosciesmart.blogspot.com/2017/08/infarto-agudo-del-miocardio-con.htm

13. Ugalde H, Yubini M, Rozas S, Sanhueza M, Jara H. Validación del puntaje de riesgo TIMI como predictor de mortalidad en pacientes chilenos con infarto agudo al miocardio con supradesnivel de ST. Rev Med Chile 2017; 145: 572-578

14. New association academic. Escala de Grace. Journal public global of medicine. 2016. [Fecha de acceso 15 de junio de 2020]. URL disponible en: https://midoctorenlinea.blogspot.com/2016/09/escala-de-grace.html?m=0

15. Canalejo C, Coruña a. Artículos médicos basados en la evidencia científica Clasificación de killip y kimball. 2010. [Fecha de acceso 15 de junio de 2020]. URL disponible en: https://trabajolibre.wordpress.com/2010/01/08/infarto-agudo-de-miocardio-clasificacion-de-killip/

CRISIS CONVULSIVAS, EPILEPSIA Y ESTATUS CONVULSIVO

Juan Carlos Ayala Sandoval

INTRODUCCIÓN

Una convulsión es una manifestación clínica de actividad eléctrica anormal presunta o comprobada en el cerebro. Una primera convulsión puede variar desde una experiencia subjetiva fugaz como el déjà vu o una contracción (sacudida mioclónica) hasta una convulsión tónico-clónica. (1)

La epilepsia se compone de un conjunto heterogéneo de enfermedades con una elevada prevalencia y es una de las causas de consulta más frecuentes en un servicio de Neurología. Se puede definir como una alteración del cerebral caracterizada por la predisposición mantenida a generar crisis epilépticas y por las consecuencias neurobiológicas, cognitivas, psicológicas y sociales de esta alteración, y requiriéndose al menos la existencia de una de estas. Es una de las enfermedades que más afectan a la calidad de vida del paciente. (1)

DEFINICIÓN

Las crisis convulsivas son trastornos caracterizados por signos o síntomas neurológicos temporales que resultan de la actividad neuronal eléctrica anormal, estas pueden clasificarse en crisis agudas sintomáticas y crisis provocadas. (2)

Las primeras se refieren a las crisis que ocurren dentro de los primeros 7 días de un evento como resultado de trastornos transitorios que implican efectos secundarios metabólicos, tóxicos o medicamentosos, mientras que las crisis sintomáticas agudas son causadas por un evento agudo como accidente cerebrovascular, trauma cráneo encefálico (TCE) o infección del SNC. (2)

En 2014, la Liga Internacional contra la Epilepsia (ILAE) propuso una nueva definición práctica para la epilepsia como una enfermedad con crisis recurrentes no provocadas (2).

Tabla 1. Definición clínica operativa (práctica) de la epilepsia

La epilepsia es una enfermedad cerebral que se define por cualquiera de las siguientes circunstancias:
1. Al menos dos crisis no provocadas (o reflejas) con >24 h de separación
2. Una crisis no provocada (o refleja) y una probabilidad de presentar nuevas crisis durante los 10 años siguientes similar al riesgo general de recurrencia (al menos el 60 %) tras la aparición de dos crisis no provocadas
3. Diagnóstico de un síndrome de epilepsia
Se considera que la epilepsia está resuelta en los sujetos con un síndrome epiléptico dependiente de la edad que han superado la edad correspondiente o en aquellos que se han mantenido sin crisis durante los 10 últimos años y que no han tomado medicación antiepiléptica durante al menos los 5 últimos años.

Fuente: Fisher R, Acevedo C, Arzimanoglou A, Bogacz A, Cross H, Elger C, et al. Definición clínica práctica de la epilepsia. INFORME OFICIAL. New York: International League Against Epilepsy, Wiley Periodicals; 2014. Report No.: 55.

Los principales síntomas clínicos y signos de epilepsia incluyen manifestaciones ictales (durante una convulsión), postictal (inmediatamente después de la terminación de la convulsión) e interictal (entre episodios de convulsión). (2)

Tabla 2. Secuencia de eventos antes, durante y después de una crisis convulsiva

EVENTOS AL INICIO DE LA CRISIS
Síntomas Prodrómicos (Aura)
Una sensación de miedo, alucinaciones olfativas o gustativas, o sensaciones viscerales o déjà vu se asocian comúnmente con convulsiones que se originan en el lóbulo temporal.
Síntomas Focales
Los fenómenos motores o sensoriales focales (p. Ej., Sacudidas involuntarias de una mano, parestesias hemifaciales o giro forzado de la cabeza) sugieren una convulsión originada en la corteza frontoparietal contralateral.
EVENTOS DURANTE LA CRISIS
Rigidez tónica y movimiento clónico
Las crisis tónico-clónicas generalizadas (CTCG) se caracterizan por pérdida de conciencia, acompañadas inicialmente de rigidez tónica y posteriormente por movimientos clónicos (sacudidas) de las extremidades.
EVENTOS POSTERIORES A LA CRISIS
Estado post ictal
El período de confusión, desorientación o agitación que sigue a una convulsión tónico-clónica generalizada el cual generalmente dura minutos. Aunque tal comportamiento es a menudo sorprendentemente evidente para los testigos, es posible que el paciente no lo recuerde.
Estado post ictal prolongado
La alteración prolongada de la conciencia puede seguir al estado epiléptico. También puede ocurrir después de una sola convulsión en pacientes con deterioro estructural difuso (traumatismo craneoencefálico o encefalitis).
Mordedura lingual
Específico para convulsiones tónico-clónicas generalizadas y puede ser notado por el paciente después de tal período.
Incontinencia urinaria
La incontinencia de orina puede ocurrir durante las convulsiones o el síncope. La incontinencia fecal es un resultado poco frecuente de una convulsión.

Fuente: Gunawardane N, Fields M. Acute Symptomatic Seizures and Provoked Seizures: to Treat or Not to Treat? Curr Treat Options Neurol. 2018 Agosto; 1(15).

EPIDEMIOLOGÍA

La prevalencia de la epilepsia activa es de 5 a 8 por 1000 habitantes en los países de altos ingresos 1,13 y 10 por 1000 de la población en los países de bajos ingresos, donde se han informado tasas aún más altas en las zonas rurales. Estas diferencias regionales probablemente resultan de las diferencias en los factores de riesgo de epilepsia, incluidas las infecciones y la atención prenatal y perinatal inadecuada. (3)

CLASIFICACIÓN

La nueva clasificación tiene una versión básica y ampliada, según las necesidades y la experiencia del individuo que utiliza la clasificación. La versión básica es una forma contratada de la versión expandida. La expectativa es que la versión básica será más útil para los médicos generales y de atención primaria, por lo cual centraremos la atención de este capítulo en la primera en mención. (3)

En 2017 la ILAE estructuró una nueva terminología para diferenciar el tipo de crisis según el inicio de esta o si existe alteración en el estado de consciencia. (3) **(Figura 1)**

Figura 1. Cambio de la terminología anterior de 1981 a la nueva terminología de 2017

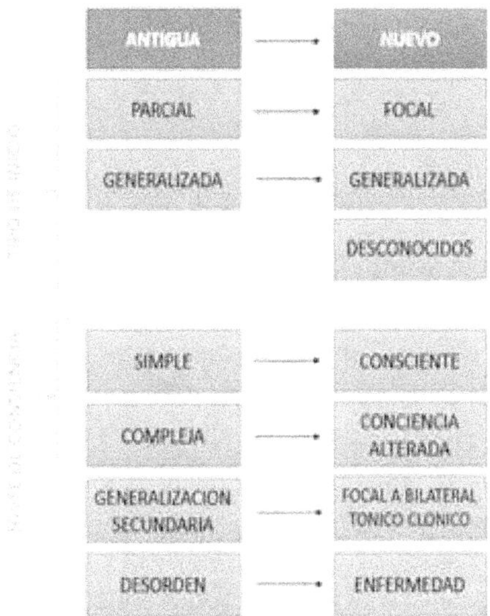

Fuente: Fisher R, Acevedo C, Arzimanoglou A, Bogacz A, Cross H, Elger C, et al. Definición clínica práctica de la epilepsia. INFORME OFICIAL. New York: International League Against Epilepsy, Wiley Periodicals; 2014. Report No.: 55.

ETIOLOGÍA

Muchas enfermedades médicas no neurológicas pueden causar crisis, el término usado en este tipo de crisis, *crisis agudamente provocadas*. A menudo, el tratamiento de las crisis agudamente provocadas implica tratar la causa subyacente. Sin embargo, en algunos casos, se pueden necesitar medicamentos anticonvulsivos a corto plazo para suprimir las convulsiones hasta que la causa subyacente puede tratarse adecuadamente. Además de las enfermedades sistémicas, los medicamentos pueden causar convulsiones sintomáticas agudas. A menudo, los medicamentos lo hacen en el caso de dosis altas o sobredosis, o cuando el medicamento se titula muy rápidamente. Una titulación o eliminación más gradual del agente causante a menudo resulta en la resolución de las convulsiones. Reconocer las causas de las convulsiones sintomáticas agudas es esencial para su tratamiento. (4)

Tabla 3. Causas más frecuentes de crisis agudas sintomáticas y crisis provocadas.

Neurológicas
Traumatismo craneal (incluida la cirugía cerebral); Infección del SNC; Tumor del SNC; Enfermedad cerebrovascular (p. ej., derrame cerebral, hemorragia); Hipoxia cerebral / isquemia (p. ej., compromiso cardiovascular o respiratorio)
Medicamentos
Toxicidad / sobredosis; Retirada
Drogas y alcohol
Uso agudo de cocaína, metacualona y estimulantes; Abstinencia de alcohol y benzodiacepinas.
Desequilibrios metabólicos y electrolíticos
Sodio; Calcio; Magnesio; Glucosa; BUN
Síndrome de encefalopatía reversible posterior

Fuente: Falco-Walte J, Scheffer I, Fisher R. The new definition and classification of seizures and epilepsy. Epilepsy Research. 2018 Enero; 139(73).

CLASIFICACIÓN DE SÍNDROMES EPILÉPTICOS

Podemos clasificar a los síndromes epilépticos según si existe o no pérdida del estado de consciencia. (5)

Crisis sin pérdida del estado de consciencia (simples)

Mioclonía

Es una sacudida irregular repentina causada por la actividad muscular involuntaria, que involucra el tronco o una o más extremidades. Existen muchas causas que pueden ser fisiológico o patológico. En atención primaria, es importante tener en cuenta las causas agudas relacionadas con los medicamentos, y derivar a otros pacientes hacia sitios de mayor capacidad resolutiva. (5)

En estado de vigilia generalmente requiere una evaluación especializada, siendo la mioclonía hipnótica (nocturna) la forma más común de mioclonía, experimentado como una sacudida, que puede ser dramática y despertar a la persona al quedarse dormido. (5)

Una convulsión mioclónica varía desde un sutil tirón no reconocido, que se presenta como "torpeza" o caída de un objeto, hasta una sacudida violenta que causa una caída. Puede ser la primera característica de la epilepsia mioclónica juvenil, la forma más común de epilepsia mioclónica, clásicamente con espasmos mioclónicos o torpeza que ocurre en las primeras horas después del despertar, especialmente después de la privación del sueño. (6)

Aura (ataque subjetivo focal simple)

Las auras epilépticas son breves (solo segundos) y deben distinguirse de las auras de migraña, que generalmente duran varios minutos. Puede ser autónomos, generalmente una sensación epigástrica creciente, que dura segundos. Las auras epilépticas psíquicas como el déjà vu es a menudo desagradables y están fuera del ámbito de cualquier experiencia normal, a veces intensamente; pueden implicar distorsiones de tiempo o un sentimiento de separación o despersonalización. (6)

Ataque motor parcial simple

Estos son clónicos (sacudidas regulares), tónicos (rigidez) o distónicos (espasmos), generalmente en una extremidad distal, y generalmente son breves (segundos de duración). Deben distinguirse de la espasticidad debido a enfermedad cortical o espinal (como ocurre en aproximadamente el 30% de los pacientes con esclerosis múltiple o accidente cerebrovascular, en el que otras características clínicas y discapacidades características indicarán el diagnóstico) o distonía focal (como calambre de escritor, cuál es la situación específica). Los rigores pueden confundirse con una primera convulsión, particularmente en niños. Una convulsión motora parcial simple se designa como convulsión motora focal sin deterioro de la conciencia. (7)

Crisis con pérdida del estado de consciencia (complejas)

Ausencias

Anteriormente conocido como "petit mal", son eventos con alteración del estado de conciencia, la actividad y, a veces, el aprendizaje. Pueden suceder muchas veces al día. Se puede observar una mirada inmóvil, a veces con aleteo de los párpados. Comienzan en la infancia, pero continúan hasta la edad adulta en el 7-80% de los casos. (7)

Es más probable que persistan hasta la edad adulta si el inicio es en la infancia tardía o en la adolescencia, si son difíciles de tratar y si están asociados con otros tipos de convulsiones. Las ausencias pueden presentarse tarde, sin que la persona se dé cuenta de ellas o después de haberlos tolerado durante décadas. Deben distinguirse de las ilusiones, las dificultades cognitivas, la pérdida auditiva o visual, el autismo y las dificultades psicológicas, así como de las crisis parciales complejas (que explicaremos más adelante). Una disminución en el rendimiento académico en la escuela debería alertar a la familia, los maestros y los profesionales de la salud sobre la posibilidad de ataques de ausencia. El electroencefalograma es diagnóstico en más del 90% de los casos. (8)

Crisis parcial compleja

Durante una convulsión parcial compleja se produce cierto deterioro parcial o completo del estado de conciencia, y / o la memoria del evento. Estos a veces evolucionan de un aura. Pueden ser una mirada inmóvil o automatismos (movimientos involuntarios automáticos) como golpear los labios, tocar y frotar o movimientos con un propósito pseudo-intencionado. Se pueden usar objetos en las inmediaciones; los movimientos pueden incluir vestirse y desvestirse, golpearse o vocalizar. No se esperan tareas que impliquen una cognición detallada, cómo recargar una pistola, encontrar una llave y desbloquear un gabinete, o escribir una contraseña. Los episodios duran de segundos a minutos, y la comunicación generalmente se ve afectada. (8)

Crisis tónico-clónicas

Las crisis tónico-clónicas pueden no tener advertencia (si se generaliza desde el inicio) o pueden comenzar con un aura (si es focal con generalización secundaria) antes de que se pierda la conciencia. A menudo, un grito inicial es seguido por una pérdida de tono y una caída, luego una fase de rigidez tónica seguida de temblores rítmicos regulares en todas las extremidades, tronco y cara, mordida lateral de la lengua y cianosis. Los ojos suelen estar abiertos. La duración habitual es de 1-2 minutos, y se produce confusión post-ictal (un período generalmente mayor a 10 minutos caracterizado por desorientación, concentración deficiente, memoria deficiente a corto plazo y disminución de las habilidades verbales e interactivas). (8)

Epilepsia refractaria

Se considera epilepsia refractaria a la persistencia de las crisis epilépticas no provocadas, diagnosticadas con certeza, que se repiten con una frecuencia que interfiere en las actividades de la vida diaria, socio familiares, laborales, educacionales y que producen insatisfacción personal, a pesar de haber seguido tratamiento con 2 fármacos antiepilépticos de elección en las dosis máximas toleradas y con un cumplimiento impecable, durante un período mínimo de 2 años. (9)

Aquellos pacientes que rápidamente se muestran refractarios al tratamiento con múltiples fármacos posiblemente no hallen mayores beneficios al seguir adicionando medicamentos anticonvulsivantes, de otra parte, la adición de múltiples medicamentos aumenta la posibilidad de interacciones farmacológicas y efectos adversos los cuales en algunos casos tienen consecuencias significativas en la calidad de vida. (9)

En un paciente que ha recibido tres medicamentos de primera línea y no presenta un adecuado control de crisis, la posibilidad de éxito de la terapia médica es mínima y requiere considerarse una opción quirúrgica paliativa o curativa. Los procedimientos más frecuentemente utilizados en ese contexto son la resección anterior del lóbulo temporal (amígdalo – hipocampectomía), lesionectomía y callosotomía; sin embargo, el 25-40% no son buenos candidatos para cirugía resectiva (en su mayoría adultos). Ante este problema, la indicación terapéutica consiste en la colocación de implante de un dispositivo de estimulación vagal, el cual ha demostrado mejoría en cuanto a la disminución de la frecuencia de crisis y mejoría de calidad de vida. (9)

DIAGNÓSTICO

El diagnóstico de la naturaleza epiléptica de una convulsión puede basarse en una descripción sistemática precisa del episodio por parte del paciente y los testigos, y es posible que no necesite ninguna investigación específica, es decir que el diagnóstico siempre será clínico. (10)

El avance reciente más importante proviene de la disponibilidad de teléfonos con cámara para filmación incorporada, con los cuales los familiares pueden grabar en video las crisis. (10)

El diagnóstico correcto del síndrome epiléptico puede ser complejo, ya que necesita la aplicación de criterios multidimensionales y diferentes investigaciones según el trastorno sospechado. Los antecedentes familiares y personales, la edad de inicio, el tipo de ataque, el estado neurológico y cognitivo, el ECG de 12 derivaciones para descartar anomalías cardíacas y un EEG interictal son obligatorios. (10)

TRATAMIENTO

La mayoría de los fármacos anticonvulsivos actúan potenciando la transmisión sináptica inhibitoria (GABAérgica), inhibiendo la transmisión sináptica excitatoria (glutaminérgica) o atenuando la propagación postsináptica de potenciales de acción a través del bloqueo de los canales de sodio. (11)

Manejo inicial de las crisis

En la mayoría de los pacientes que acuden al servicio de urgencias cuando presentan una primera crisis tónico-clónica generalizada, las medidas a tomar son la aplicación de medidas de soporte como aplicación de oxígeno y colocación en decúbito lateral, con el fin de evitar la aspiración de secreciones, pero no se recomienda iniciar el tratamiento con fármacos anticomiciales hasta que se presente un segundo evento de similares características en un plazo corto de tiempo. (11)

En el caso de un paciente que tenga el antecedente de un síndrome epiléptico establecido y que por exposición a ciertos desencadenantes (consumo de alcohol o estupefacientes, privación de sueño, estados de labilidad emocional, exposición continua a radiación ultravioleta, procesos infecciosos en curso o falta de apego al tratamiento), presente una crisis convulsiva se tiene que tener en consideración el tiempo de duración de la crisis o la frecuencia de crisis cortas , se podría considerar el uso de medicación de rescate, como es el caso de las benzodiacepinas, para lograr un cese de la actividad eléctrica anormal encefálica. (11)

Figura 2. Manejo de crisis convulsivas con terapia de rescate

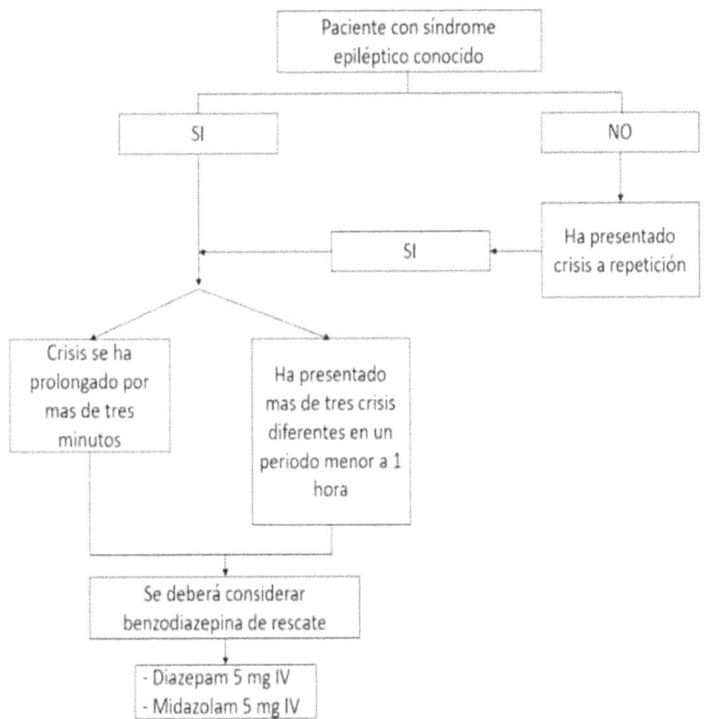

Fuente: Haut S, Seinfeld S, Pellock J. Benzodiazepine use in seizure emergencies: A systematic review. Epilepsy & Behavior. 2016 Mayo; 63(109).

Debut de Crisis Convulsivas

Como mencionamos anteriormente, no se recomiendan el tratamiento farmacológico anticonvulsivo crónico después de una sola crisis aislada a menos que se encuentre una causa subyacente que no sea corregible y que pueda producir crisis recurrentes a futuro (p. Ej., Lesión neoplásica). Sin embargo, las crisis recurrentes (dos o más, con más de dos horas de diferencia) requieren tratamiento anticomicial; si se va a administrar dicha terapia, se pueden administrar dosis de impregnación las cuales se muestran en la **Tabla 5** y posteriormente deberán continuar con un manejo crónico controlado. (11)

Pacientes con epilepsia conocida

En el caso de pacientes con epilepsia conocida el manejo posterior a la terapia de rescate está en función de los fármacos habituales que maneja para dicha enfermedad, considerando la presencia de efectos adversos o la frecuencia de crisis convulsivas, pues como se mencionó previamente dichos fármacos se manejan en función de niveles de medicación, por lo cual al elevar las dosis de los mismos en búsqueda de mejora en la respuesta clínica, podríamos condicionar el aparecimiento de efectos secundarios que en ocasiones podrían tener tal repercusión, que podría ocasionar desapego del tratamiento farmacológico, por lo que siempre se sugiere ver efecto beneficio en función de las características del usuario. (11)

En cuanto al aumento en la frecuencia de crisis en relación con una posible modificación de tratamiento anticomicial, debemos considerar la frecuencia habitual con que las mismas se presentan, pues se debe conocer que el tratamiento farmacológico para esta entidad nosológica no es curativo sino preventivo y las crisis pueden presentarse a pesar de un manejo adecuado y un apego estricto. Sin embargo, hay condiciones en las que se podrá considerar una modificación de la terapéutica inicial cuando existe descompensación llamativa, las que podrían corresponder a niveles séricos bajos del anticomicial, con lo cual podríamos aumentar la dosis de este y de no ser así tener la posibilidad de agregar un segundo fármaco al esquema. (11)

Figura 3. Algoritmo de actuación en paciente con epilepsia conocida

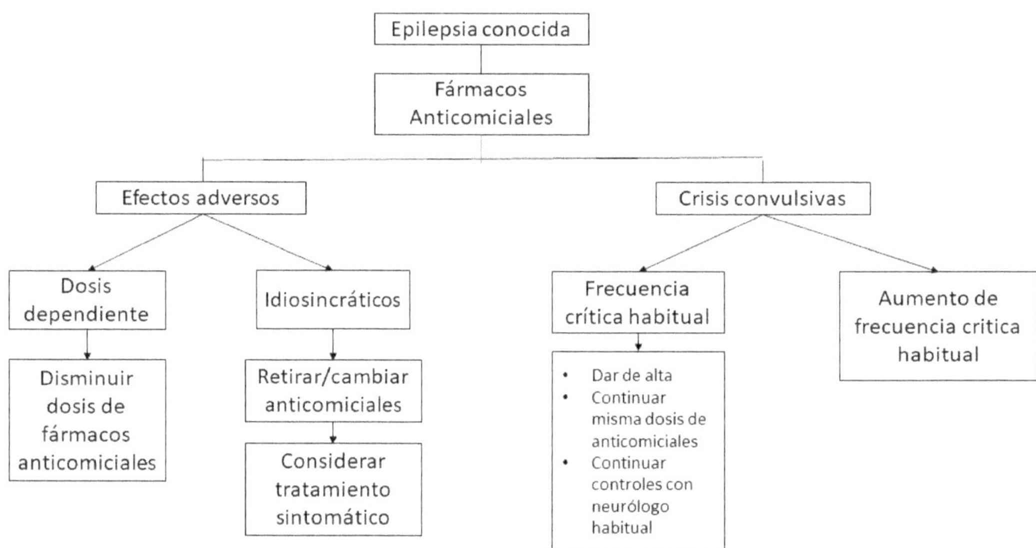

Fuente: Simon R, Aminoff M, Greenberg D. Seizures & Syncope. In Moyer A, Naglieri C, editors. Lange Clinical Neurology. Atlanta: Lange; 2019. p. 344-368.

Estatus epiléptico

El estatus epiléptico es una urgencia neurológica; suele ser la expresión grave de una lesión cerebral o una alteración sistémica que lleva a una hiperexcitabilidad cerebral. Se considera que presenta una incidencia de 61 episodios por 100.000 por año con una mortalidad global alrededor del 20%. (12)

Se definió en un inicio por la presencia de crisis lo suficientemente prolongadas o repetidas a intervalos breves para producir un trastorno epiléptico duradero de entre 30 a 60 minutos; sin embargo, tanto el diagnóstico como tratamiento se tardan su accionar, por lo que posteriormente se estableció que, tanto en adultos como en niños mayores de 5 años la presencia de una crisis continua ≥ 5 min o una o 2 crisis o más entre las que hay recuperación incompleta de la conciencia, podría definirse como estatus convulsivo. (12)

En 2015 el grupo de trabajo para estatus convulsivo de la ILAE, definió esta entidad en 2 tiempos operativos (Tabla 4). (12)

Tabla 4. Tiempos para los distintos tipos de Estatus convulsivos, propuestos por la ILAE.

	T1 (minutos)	T2 (minutos)
Estatus convulsivo tónico clónico generalizado	5	30
Estatus convulsivo focal	10	60
Estatus convulsivo no convulsivo	10 – 15	Desconocido

Tiempos operativos: tiempo 1 (T1) indica el fracaso de los mecanismos encargados de la terminación de las crisis, mientras que el tiempo 2 (T2) indica el inicio de mecanismos que conducen a crisis anormalmente provocadas con consecuencias a largo plazo.
Fuente: Santamarina E, Abraira L, Toledo M. Actualización en el estado de mal epiléptico (status epilepticus). Med Clin (Barc). 2019 Julio; 153(2).

TRATAMIENTO

El principio terapéutico "tiempo es cerebro" se aplica por tanto no solo para el ictus, sino también para el estatus convulsivo, ya que el pronóstico empeora con la duración de la actividad epiléptica. Así, un diagnóstico más precoz conlleva un tratamiento más temprano, se asocia con menor morbimortalidad, menor refractariedad, reducción de la hospitalización y del coste, además de menor probabilidad de secuelas a largo plazo. (13)

Las revisiones más recientes se centran en la farmacoterapia del EE, pero son igual de importantes medidas generales de cualquier urgencia neurológica (mantener la vía aérea, oxigenoterapia para mantener una SatO2> 95%, estabilización de constantes vitales. (**Figura 4.**). Además, es primordial realizar de manera paralela una búsqueda exhaustiva de la etiología, ya que es importante para el pronóstico iniciar el tratamiento etiológico. (13)

Estadio 1: Fase precoz.

El único tratamiento que realmente ha demostrado su eficacia en la fase precoz son las benzodiacepinas, capaces de controlarlo rápidamente en alrededor de dos tercios de los pacientes. Las más utilizadas con frecuencia como primer tratamiento son el diazepam y el midazolam. Esta primera línea de tratamiento deberá utilizarse lo más precozmente posible antes del tiempo T1. (14)

Estadio 2: Fase de Estatus epiléptico establecido.

Aproximadamente el 40% de los estatus epilépticos son refractarios a las benzodiacepinas, aunque este dato se describe fundamentalmente en los estatus convulsivos generalizados. En esta fase se usan fármacos intravenosos (fenitoína, ácido valproico, levetiracetam, fenobarbital); no obstante, no hay suficiente evidencia para elegir uno sobre otro. En esta fase es importante la utilización de las dosis correctas, dado que uno de los problemas reconocidos para la falta de respuesta es el uso de dosis infraterapéuticas del fármaco. (14)

Estadio 3: Estatus epiléptico refractario.

Se puede considerar un estatus en fase refractaria cuando han fallado 2 líneas de tratamiento (siendo una de ellas las benzodiacepinas) a las dosis apropiadas. Esto ocurre en entre un 23 y un 43% de los estatus convulsivos. La refractariedad se ha relacionado con la mortalidad y, por ello, existe un consenso en recomendar el uso de anestésicos intravenosos. (14)

A la hora de retirar la sedación, la recomendación es que la reducción sea gradual después de 24 h sin actividad crítica, después de 12 horas en caso de barbitúricos, reducir de manera progresiva en las 12 horas siguientes, y empezar alrededor de las 24 horas en el caso del midazolam o el propofol. (14)

Estadio 4: Estatus epiléptico superrefractario.

Se considera superrefractario cuando continúa a pesar de haber iniciado tratamiento con anestésicos en dosis completas, o cuando reaparece en las primeras 24 horas después de haber retirado la medicación anestésica. En esta fase tampoco hay datos de ensayos clínicos que hayan demostrado un tratamiento eficaz, se ha probado incluso la colocación de dispositivos de estimulación vagal para intentar remitir las crisis. (14)

Tabla 5. Manejo de fármacos anticomiciales, dosis de carga, mantenimiento

FÁRMACO	PRESENTACIÓN CLÁSICA	DOSIS DE CARGA O DOSIS INICIAL	DOSIS DE MANTENIMIENTO	VIDA MEDIA (CONSIDERANDO FUNCIÓN HEPÁTICA Y RENAL NORMAL)	INDICACIONES
Fenitoína	Tabletas de 100 mg Ampolla inyectable de 125 mg	Carga intravenosa: 1000 – 1500 mg (15 – 18 mg/kg), no sobrepasar los 50 mg por minuto	300 – 400 mg/día en dosis única o en dosis divididas	Oral: 18 – 24 horas Intravenosa: 12 horas	Crisis focales Crisis tónico-clónico generalizada Crisis con generalización secundaria a tónico-clónica
Carbamazepina	Tabletas de 200 mg Tabletas de 400 mg (concentración retardada)	100 mg dos veces al día e incrementar por 200 mg/día para dosis de mantenimiento	400 – 1600 mg/día en tres o cuatro dosis, o en dos dosis cuando usamos dosis CR	12 – 18 horas (monoterapia)	Crisis focales Crisis con generalización secundaria a tónico-clónica
Fenobarbital	Tabletas de 100 mg Ampolla inyectable de 120 mg	Carga intravenosa: 180 mg (1 – 3 mg/kg)	90 – 180 mg/día en dosis única	3 – 5 días	Crisis focales Crisis tónico-clónico generalizada Crisis con generalización secundaria a tónico-clónica Crisis mioclónicas
Ácido Valpróico	Tabletas de 250 y 500 mg Ampolla inyectable 500 mg	Carga intravenosa: 1000 – 1500 mg (20 – 40 mg/kg)	750 – 3000 mg/día divididos en 2 o 3 dosis	60 horas	Crisis focales Crisis tónico-clónico generalizada Crisis con generalización secundaria a tónico-clónica Crisis mioclónicas Crisis de ausencia
Clonazepam	Tabletas de 0,5 mg y 2 mg	0,5 mg día	1,5 – 2 mg/día divididos en 2 o 3 dosis	20 – 40 horas	Crisis focales Crisis tónico-clónico generalizada
Levetiracetam	Tabletas de 500 y 1000 mg Ampolla inyectable de 500 mg	Carga intravenosa: 1000 – 1500 mg (40 – 60 mg/kg)	1000 – 3000 mg dividido en 2 dosis	8 – 10 horas	Crisis tónico-clónico generalizada Crisis focales Crisis mioclónicas
Lamotrigina	Tabletas de 25, 50, 100 mg	25 mg dos veces al día y luego ir incrementando gradualmente	200 – 500 mg/día en dos dosis	12 – 60 horas	Crisis focales Crisis con generalización secundaria a tónico-clónica

Fuente: Simon R, Aminoff M, Greenberg D. Seizures & Syncope. In Moyer A, Naglieri C, editors. Lange Clinical Neurology. Atlanta: Lange; 2019. p. 344-368.

Figura 4. Algoritmo propuesto para el manejo del estatus convulsivo

Línea de tiempo

Fase de estabilización (0 – 5 minutos)

1. Estabilizar al paciente (vía aérea, respiración, circulación, focalidad neurológica).
2. Tiempo desde el inicio de la crisis, monitorización de signos vitales.
3. Evaluar la oxigenación, dar oxigeno vía cánula nasal/mascarilla, considerar intubación si necesita asistencia respiratoria
4. Tomar muestra capilar de glucosa. Corregir de ser necesario
5. Colocar un acceso venoso periférico y toma de muestras para electrolitos, hematología, screen toxicológico, niveles de anticomiciales (si es apropiado)

Continua la crisis

Fase de terapia inicial (5 – 20 minutos)

Las benzodiazepinas son la terapia de elección inicial
Elegir una de las siguientes opciones equivalentes de primera línea con dosificación y frecuencia:
- Midazolam IV (10 mg para > 40 kg, 5 mg para entre 13 – 40 kg, en dosis única)
- Diazepam (0,15 – 0,2 mg/kg/dosis, máximo 10 mg/dosis, puede repetir dosis una vez)
Si no están disponibles las opciones anteriores, podemos escoger entre las siguientes
- Fenobarbital IV (15 mg/kg/dosis, a dosis única)
- Diazepam rectal (0,2 – 0,5 mg/kg, máximo 20 mg/dosis, en dosis única)

Si el paciente llega a su nivel basal, se dará terapia medica sintomática

Continua la crisis

Segunda fase de terapia (20 – 40 minutos)

No existe evidencia basada de preferencia en una terapia secundaria de elección
Elegir uno de los siguen opciones de segunda línea y dar como dosis única
- Acido Valproico IV (40 mg/kg, máximo 3000 mg/dosis, en dosis única)
- Levetiracetam IV (60 mg/kg, máximo 4500 mg/dosis, en dosis única)
Si no están disponibles las opciones anteriores, podemos escoger entre la siguiente
- Fenobarbital IV (15 mg/kg, dosis máxima)

Si el paciente llega a su nivel basal, se dará terapia medica sintomática

Continua la crisis

Tercera fase de terapia (40 – 60 minutos)

No hay evidencia clara para guiar la terapéutica en esta fase
Opciones incluyen: repetir segunda línea terapéutica o usar dosis anestésicas de tiopental, midazolam, fenobarbital o propofol (no retirar la monitorización)

Si el paciente llega a su nivel basal, se dará terapia medica sintomática

Fuente: Louis E, Cascino G. Diagnosis of Epilepsy and Related Episodic Disorders. Continuum (Minneap Minn). 2016 Febrero; 22(15-37).

PRONÓSTICO

En pacientes con ataques sintomáticos agudos, el riesgo de ataques posteriores no provocados puede variar con respecto a la crisis inicial. Un estudio retrospectivo encontró un riesgo de 30.8% de tener una convulsión no provocada a los 10 años de seguimiento en pacientes con lesión cerebral hipóxico-isquémica con un riesgo de 10.8% para etiologías metabólicas y 23.9% para etiologías estructurales que incluyen neoplasma, infección del sistema nervioso central, etc. Curiosamente, el riesgo de una convulsión no provocada posterior fue significativamente mayor en pacientes que presentaron estado epiléptico debido a una causa sintomática provocada o aguda. (1)

En la fase aguda, los pacientes que sufren ataques sintomáticos tienen una mortalidad más alta, aunque las tasas de mortalidad a largo plazo son similares a las de los ataques no provocados. La mortalidad a un mes después de una convulsión sintomática aguda es superior al 20%, siendo la enfermedad cerebrovascular y la lesión cerebral hipóxico-isquémica las más comunes. (1)

Después de una primera convulsión no provocada, el riesgo de desarrollar epilepsia es del 21-45% en los primeros 2 años y especialmente en el primer año. Las convulsiones no provocadas, en particular las debidas a "etiología sintomática remota", confieren un riesgo mucho mayor de desarrollar epilepsia. (2)

Existen diferentes implicaciones de tratamiento para pacientes con convulsiones sintomáticas en comparación con las convulsiones sintomáticas remotas no provocadas, dadas las diferencias en la probabilidad de progresar a epilepsia, así como el riesgo de mortalidad en la fase aguda de la enfermedad. (3)

BIBLIOGRAFÍA

1. Angus-Leppan H. First seizures in adults. BMJ 2014;348:g2470. 2014 Abril; 3(12).

2. Falco-Walte J, Scheffer I, Fisher R. The new definition and classification of seizures and epilepsy. Epilepsy Research. 2018 Enero; 139(73).

3. Gunawardane N, Fields M. Acute Symptomatic Seizures and Provoked Seizures: to Treat or Not to Treat? Curr Treat Options Neurol. 2018 Agosto; 1(15).

4. Haut S, Seinfeld S, Pellock J. Benzodiazepine use in seizure emergencies: A systematic review. Epilepsy & Behavior. 2016 Mayo; 63(109).

5. Fisher R, Acevedo C, Arzimanoglou A, Bogacz A, Cross H, Elger C, et al. Definición clínica práctica de la epilepsia. INFORME OFICIAL. New York: International League Against Epilepsy, Wiley Periodicals; 2014. Report No.: 55.

6. Karceski S. Acute Symptomatic Seizures and Systemic Illness. American Academy. 2014 Junio; 3(6).

7. Martorell-Llobregata C, González-López P, Luna E, Asensio-Asensio M, Jadraque-Rodríguez R, García-Marchd R, et al. Papel de la estimulación del nervio vago en el tratamiento de la epilepsia refractaria. Resultados clínicos e impacto en la calidad de vida. Sociedad Espanola de Neurologia. 2019 Abril; 1(9).

8. Mercadé Cerdá J, Toledo Argani M, Mauri Llerda J, López Gonzalez F, Salas Puig X, Sancho Rieger J. Guía oficial de la Sociedad Espanola ~ de Neurología de práctica clínica en epilepsia. Neurología. 2014 Noviembre; 1(9).

9. Ministerio de Salud Publica. Cuadro Nacional de Medicamentos Basicos. REGISTRO OFICIAL. Quito: MSP, CONASA; 2019. Report No.: 138.

10. Botero G, Uribe C. Epilepsia refractaria. Acta Neurol Colomb. 2010 Marzo; 26(1).

11. Santamarina E, Abraira L, Toledo M. Actualización en el estado de mal epiléptico (status epilepticus). Med Clin (Barc). 2019 Julio; 153(2).

12. Simon R, Aminoff M, Greenberg D. Seizures & Syncope. In Moyer A, Naglieri C, editors. Lange Clinical Neurology. Atlanta: Lange; 2019. p. 344-368.

13. Fernández Landaluce A. PROTOCOLOS DIAGNÓSTICOS Y TERAPÉUTICOS EN URGENCIAS DE PEDIATRÍA. Triaje de urgencias de pediatría. 2019 Octubre; 3(13).

14. Louis E, Cascino G. Diagnosis of Epilepsy and Related Episodic Disorders. Continuum (Minneap Minn). 2016 Febrero; 22(15-37).

EVENTO CEREBRO VASCULAR

Ayala Casa Cristian Xavier

INTRODUCCIÓN

El evento cerebrovascular (ECV) es una de las principales causa de discapacidad y muerte en la población mundial, por lo que se ha trabajado arduamente en la aplicación de programas de formación y la optimización del tratamiento agudo han demostrado ser eficaces en la reducción de morbimortalidad en los últimos años(1).

Es un síndrome que incluye un grupo de enfermedades heterogéneas que cursan con una alteración en la vasculatura del sistema nervioso central, originando un desequilibrio entre el aporte de oxígeno y los requerimientos del mismo, finalizando es una disfunción focal del tejido cerebral (2). El accidente cerebrovascular (ACV), en cambio, se refiere a la naturaleza de la lesión, y se clasifica en dos grandes grupos: isquémico y hemorrágico. El ACV isquémico agudo determinado por la oclusión de un vaso arterial e implica daños permanentes por isquemia; si esta fuera transitoria y se autoresuelve, serán episodios reversibles, llamándolo ataque isquémico transitorio, que se define como un episodio de déficit neurológico focal por isquemia cerebral, de menos de 60 minutos de duración, con resolución completa mientras que el hemorrágico es la ruptura de un vaso sanguíneo que lleva a una acumulación hemática, ya sea dentro del parénquima cerebral o en el espacio subaracnoideo (2).

El objetivo del presente capítulo es orientar en el diagnóstico precoz, el tratamiento oportuno y pronta referencia , puesto que el tiempo que transcurre desde suscitado el evento hasta su manejo es de vital importancia en dicha entidad, conocer los métodos diagnósticos actuales y las distintas terapias disponibles según sea el caso de cada paciente, con un enfoque clínico práctico, ordenado y aplicable usado por el médico general(2).

DEFINICIONES

Según la O.M.S, la enfermedad cerebrovascular es el desarrollo rápido de signos clínicos de disturbios de la función cerebral, con síntomas que persisten 24 horas o más, o que llevan a la muerte con ninguna otra causa evidente que el origen vascular(3).

Es de vital importancia, conocer cierta terminología ampliamente usada , en las que cabe destacar.

La enfermedad cerebrovascular(ECV) es un síndrome que incluye un grupo de enfermedades heterogéneas caracterizadas por una alteración en la vasculatura del sistema nervioso central, provocando un desequilibrio entre el aporte y requerimientos de oxígeno, con la progresiva disfunción cerebral. En cambio, el accidente cerebrovascular (ACV) se refiere a la naturaleza de la lesión, pudiendo ser de origen isquémico y hemorrágico, detallados más adelante(2).

EPIDEMIOLOGÍA

La enfermedad cerebrovascular es la segunda causa de muerte en todo el mundo y la primera causa neurológica de discapacidad. El evento vascular cerebral (EVC) isquémico representa 80% de todos los eventos cerebrovasculares, en comparación con el hemorrágico, afecta generalmente a personas mayores a 65 años y 60% de afectados son hombres, en la raza afroamericana se presentan los cuadros más severos, con mayor tasa de mortalidad, aproximadamente , los dos tercios en países subdesarrollados(3).

En Ecuador de acuerdo al Instituto Nacional de Estadística y Censo (INEC) en su sitio web, en el año 2014 se registraron 3 777 muertes debido a ECV (CIE-10: I60-I69) con una tasa correspondiente al 23,17%; siendo esta, la tercera causa de muerte en el Ecuador en la población general, por detrás de las enfermedades isquémicas del corazón y la diabetes mellitus.(4), datos que han mantenido constantes, según datos del INEC del 2018, ocurrieron 71 007 personas, de las cuales 4450 se debieron a ECV publicadas en el Anuario de Nacimientos y Defunciones que el Instituto Nacional de Estadística y Censos (INEC) , lo que corresponde al 6,27% del total, convirtiéndola en la cuarta causa de muerte en el Ecuador(5).

ETIOLOGÍA

Existen tres mecanismos de isquemia cerebral:

a) disminución difusa del flujo sanguíneo cerebral causado por un proceso sistémico;
b) trombosis de una arterial cerebral
c) oclusión embólica de alguna arteria cerebral(3).

Las últimas dos son las causas más frecuentes de isquemia cerebral y pueden suceder de forma simultánea en el mismo paciente. Por fines explicativos, las causas del evento vascular cerebral van a dividirse en cinco categorías: aterosclerosis de grandes arterias, cardioembolismo, oclusión de vasos pequeños (infarto lacunar), infarto de otra causa determinada e infarto de causa desconocida, detalladas en el siguiente cuadro(3).

Cuadro 1. Causas de evento vascular cerebral isquémico

Trastornos vasculares	Trastornos cardiacos	Trastornos hematológicos
Arteritis de células gigantes	Fibrilación auricular	Trombocitosis
Lupus eritematoso sistémico	Síndrome de bradicardia-taquicardia	Policitemia
Poliarteritis nodosa	Infarto agudo al miocardio con trombo intramural	Drepanocitosis
Displasia fibromuscular	Miocardiopatía dilatada	Leucocitosis
Aterosclerosis	Valvulopatías mitrales	Otros estados de hipercoagulabilidad
Arteritis sifilítica	Cardiopatía reumática	
Angitis granulomatosa	Endocarditis infecciosa	
SIDA	Endocarditis no infecciosa (marántica)	
	Embolia paradójica	
	Mixoma auricular	
	Válvulas cardiacas protésicas	

Fuente: Choreño-Parra JA, Carnalla-Cortes M, Gaudarrama-Ortiz P. Enfermedad vascular cerebral isquémica: Revisión extensa de la bibliografía para el médico de primer contacto. Med Int Méx.2019 enero-febrero;35(1):61-79. https://doi.org/10,24245/mim.v35i1.2212.

FISIOPATOLOGÍA

En el ACV, la base del daño neuronal radica en la escasa o nula producción de energía secundario a la hipoxia. La secundaria inactividad de las bombas dependientes de ATP genera una alteración iónica, que es la responsable de la excitotoxicidad y/o muerte neuronal y glial. Como respuesta tisular se activan vías inflamatorias, favoreciendo el incremento en la permeabilidad de la barrera hematoencefálica, la infiltración leucocitaria y el edema cerebral, este último presente en el caso de reperfusión post-lesión(6).

Excitotoxicidad

La excitotoxicidad es un evento propio del encéfalo, el cual desencadena la muerte celular. El principal neurotransmisor excitatorio cerebral es el glutamato, que cuenta con dos grandes tipos de receptores neuronales: los metabotrópicos y los no metabotrópicos, dentro de los que se encuentran N-metil-D-aspártico (NMDA), AMPA y Kainat. El receptor prevalente es el NMDA, que se caracteriza por estar acoplado a un canal iónico permeable a sodio, calcio, zinc y potasio. La unión del glutamato al receptor NMDA permite el ingreso de sodio y calcio, lo que induce la despolarización neuronal. La despolarización neuronal sostenida es la génesis de la muerte en la excitotoxicidad y se da a través de dos procesos: la liberación de glutamato con el reclutamiento de neuronas adyacentes y la incapacidad de repolarización que desencadena el edema citotóxico. La hipoxia generada por el ACV isquémico provoca la despolarización mantenida de algunas neuronas y la constante liberación de glutamato en la unión sináptica, induciendo la despolarización de las neuronas post-sinápticas. La incapacidad de repolarizarse conduce al edema citotóxico y en algunos casos a la muerte neuronal. Otros tipos celulares, como los astrocitos, pueden presentar edema citotóxico y posterior muerte al no existir suficiente ATP para mantener el gradiente eléctrico. Además, existe una alteración en la barrera hematoencefálica, al incrementar su permeabilidad, favorecida por cambios celulares y la inducción de enzimas como las metaloproteinasas de matriz. El incremento de los niveles de calcio intracelular afecta diversos organelos celulares como la mitocondria y causa la alteración del potencial necesario para la generación de ATP, la inducción de la producción de radicales libres de oxígeno y la liberación del citocromo C; en los lisosomas se facilita la liberación de catepsinas, que catalizan la activación de caspasas, principales ejecutores de la muerte celular por apoptosis, gracias al aumento en la permeabilidad de la membrana, secundario al descenso del pH intracelular (6).

Muerte celular

La muerte celular es uno de los ejes primordiales en la génesis de la lesión cerebral.

La vía final de muerte es el resultado de lo estímulos internos; producción deficiente de moléculas de energía para mantener el gradiente iónico y externos ; ligandos como el factor de necrosis tumoral (FNT) y el Fas ligando (Fas-L). Esto favorece o no un proceso programado de muerte que tiene repercusión en la inducción de la respuesta inflamatoria. La mitocondria es el organelo fundamental para definir, en la mayoría de casos, la vía de muerte celular. Durante la hipoxia se inhibe la fosforilación oxidativa y se obtiene energía por medio de la vía de glucólisis anaerobia, que implica menos moléculas de ATP y un incremento en la producción de hidrogeniones. Si la célula persiste en esta condición de hipoxia y cuenta con la capacidad de activar el complejo enzimático, se desarrolla una muerte celular programada. Hasta la fecha se han propuesto cinco formas de muerte: apoptosis, autofagia, piroptosis, necroptosis y necrosis. La elección de alguna de estas vías no es definitiva, sino que tiene un curso dinámico. El tipo de muerte tiene un impacto en el nicho celular para la menor o mayor activación de las vías de inflamación. En la necrosis existe una degradación celular no controlada, la cual se caracteriza por la liberación hacia el exterior de componentes intracelulares que funcionan como moduladores positivos de la inflamación(6).

La apoptosis, como modelo de muerte celular programada, se caracteriza por la mediación de caspasas en la organización de los detritos celulares con una baja repercusión inflamatoria. La necroptosis es una vía en la que, en principio, las condiciones favorecen una muerte por apoptosis, pero que ante la ausencia de ATP prescinde de proteínas, como las caspasas, para inducir la muerte celular. La autofagia, cuyo fin inicial es la preservación celular a partir del catabolismo de organelos, se caracteriza por la formación de autofagosomas. La piroptosis es la respuesta a un proceso infeccioso intracelular, que en términos generales no está presente en el ACV, pues este es un evento inflamatorio "estéril"(6).

Inflamación

Los astrocitos y la microglía son los ejecutores de la respuesta inflamatoria inicial posterior a la muerte neuronal y glial: liberan citocinas proinflamatorias como el factor de necrosis tumoral alfa (TNF-α), la interleucina 1 beta (IL-1β) y la interleucina 6 (IL6); los radicales libres de oxígeno (ROS); el óxido nítrico (NO), y las proteasas. También liberan citocinas antiinflamatorias como la interleucina 10 (IL-10) y factores de crecimiento como el factor neurotrófico derivado de cerebro (BDNF) y el factor de crecimiento similar a la insulina-1 (IGF-1)(6).

Esta respuesta bioquímica tiene como propósito inducir la remodelación del tejido afectado, a través de la degradación de las estructuras alteradas, y la búsqueda de una recuperación funcional, que implica el aumento en la permeabilidad de la barrera hematoencefálica y la infiltración leucocitaria secundaria. La suma de estos factores, tanto lesivos como propios de la respuesta fisiológica, determina la culminación satisfactoria del proceso de reparación o la exacerbación del daño tisular (6).

Uno de los principales eventos relacionados con el edema cerebral en el ACV es la alteración en la barrera hematoencefálica. Esta barrera se compone de un conjunto celular dinámico que interactúa con la matriz extracelular a la cual está anclado y se representa por :

1. **El endotelio vascular especializado**, que contiene uniones estrechas y adherentes que favorecen una significativa disminución en el tránsito iónico y molecular paracelular; tiene la función de secretar proteínas de matriz .(6)

2. **Los astrocitos**, que forman una barrera mecánica a través de extensiones terminales llamadas podocitos y están comunicados unos con otros a través de uniones GAP. Estas uniones corresponden a canales intercelulares que permiten el flujo directo de iones y moléculas de bajo peso molecular en ambos sentidos y están formados por el contacto estrecho de dos conexones, cada uno compuesto por seis conexinas, que son proteínas integrales de membrana (6).

Los astrocitos también se encargan de soportar las neuronas a través de la regulación de electrolitos, aminoácidos, glucosa y neurotransmisores en el microambiente; se caracterizan por interactuar con todos los tipos celulares, tanto neuronas como glía, pericitos, endotelio y leucocitos, y producen proteínas que componen la matriz e interactúan con receptores de esta para modular cambios estructurales y funcionales según las circunstancias del medio (6).

 3. **Los pericitos**, células musculares lisas modificadas que cubren de forma irregular el endotelio junto con los astrocitos que realizan modulación sinérgica de la formación, el mantenimiento y la remodelación de la matriz extracelular (6).

La comunicación entre los diversos tipos celulares es mantenida gracias a las proteínas de la matriz extracelular y sus receptores. (6).

Las metaloproteinasas de matriz son 23 enzimas dependientes de zinc, que incrementa la permeabilidad de la barrera hematoencefálica a través de la degradación de las uniones estrechas de las células endoteliales y los componentes de la matriz extracelular. En su mayoría, son liberadas como zimógenos por el endotelio, los astrocitos y los leucocitos infiltrantes y activadas por proteínas como el activador de plasminógeno y la furina. Su actividad es inhibida por proteínas conocidas como inhibidores tisulares de metaloproteinasa (TIMP). Las metaloproteinasas de matriz se han clasificado, según su sustrato en colagenasas, gelatinasas, estromelisinas y un grupo heterogéneo (matrilisinas, metaloelastasas, enamelisinas). El estrés oxidativo se asocia con un incremento en la activación de estas proteínas (6). Las metaloproteinasas de matriz se expresan en un lugar y tiempo específico dentro del proceso de remodelación. Son las responsables de la apertura de la barrera hematoencefálica a través de la lisis de las proteínas de la unión estrecha endotelial, como claudina 5 y ocludina, y la degradación de componentes de la lámina basal endotelial, como el colágeno tipo IV, la laminina y la fibronectina. En las dos horas posteriores al ACV, la apertura es mediada por la activación constitutiva de la metaloproteinasa de matriz 2 (MMP-2). A las cinco horas, esta apertura es mantenida gracias a la expresión de metaloproteinasa de matriz 3 (MMP-3) y MMP-9. Cabe resaltar que la barrera hematoencefálica puede permanecer abierta hasta cuatro semanas posteriores al ACV. El incremento no regulado de la actividad de estas enzimas se relaciona con incremento en el daño tisular, que incluye la transformación hemorrágica del ACV isquémico(6).

CLASIFICACIÓN

La ECV se clasifican por su localización, su tamaño o su fisiopatogenia, de la misma depende la planificación de medidas terapéuticas y preventivas específicas.(7)

Por su perfil temporal

Según el tiempo del cuadro se define:

1. **Accidente cerebro vascular** (ACV): Déficit focal neurológico no convulsivo de comienzo abrupto que dura más de 24 horas.

2. **Ataques isquémicos transitorios (AIT)** Enfermedad cerebrovascular que cede antes de 24 horas, hay ciertos situaciones que duran más de 15 minutos , radiológicamente son pequeños infartos cerebrales. El AIT quizá tenga duración de solo 5 a 15 minutos. La importancia de AIT e infarto cerebral menor (ICm) radica en su potencial prevención secundaria(7).

Por su patogenia

Los ACV se clasifican también por el tipo de cambio que producen en el tejido sea este infarto o hemorragia (oclusivo o isquémico y hemorrágico).

EL 70% serán isquémicos y solo 30% hemorrágicos. La hemorragia intracraneal puede subdividirse en hemorragia subaracnoidea (HSA) y en hemorragia intracerebral (HIC) dos grupos completamente diferentes , varían en sus manifestaciones clínicas, grupo etario de afectación, etiopatogenia diferente(7).

Los ACV hemorrágicos se distribuyen en general por igual entre HSA o HIC, con variaciones que dependen del origen racial o geográfico de la población estudiada(7).

Hemorragia subaracnoidea (HSA)

Mayoritariamente causada por la ruptura de aneurismas congénitos, predominante en jóvenes normotensos mientras que se espera un alto índice de HIC entre hipertensos mayores de 50 años(7).

Hemorragia intracerebral (HIC)

Entidad que describe el sangrado directo al parénquima cerebral. La causa más común es hipertensión arterial que modifica la anatomía de las arteriolas penetrantes ocasionando su ruptura. El grado de daño depende de la localización, rapidez, volumen y presión del sangrado y se explica por compromiso de fibras de conexión y por un incremento de la presión local e intracraneana que reduce la presión de perfusión regional o global(7).

Infarto cerebral (IC)

La oclusión arterial o infarto isquémico puede clasificarse según el mecanismo de isquemia en aterotrombótico (ATTR), cardioembólico y lacunar. Un grupo de esta entidad se denomina de tipo indeterminado , pueden sospecharse clínicamente o tipificados por medios paraclínicos(7).

Grandes infartos supratentoriales

Oclusión de arterias cerebrales grandes, la arteria cerebral media o carótida interna,alta mortalidad, de manejos agresivos intraluminales(7).

- **Tálamo:** generalmente lacunares o embólicos por oclusión de la punta de la arteria basilar, presentan alteraciones cognoscitivas, motoras y sensitiva funcionales a pesar de su reducido tamaño(7).

- **Tallo cerebral:** De clínica típica, los oclusivos de vaso pequeño son de buen pronóstico y con prevención secundaria exitosa; los de vasos medianos suelen son devastadores(7).

- **Cerebelo:** son aterotrombóticos como embólicos, los de tamaño menor son de buen pronóstico mientras que los de tamaño mayor, por ejemplo la arteria cerebelosa posteroinferior (PICA) dominante, amenazan la vida por compresión del tallo cerebral y requieren identificación temprana para tratamiento quirúrgico agresivo. De la arteria cerebral posterior (ACP) total: generalmente embólicos a la punta de la basilar poseen características clínicas muy singulares y son subestimados con gran frecuencia(7).

CLÍNICA

Existe una gran variedad síntomas relacionados a la zona en la que ocurre el ACV, sea en la circulación cerebral anterior o posterior, asociado de la siguiente manera :

Alteraciones Visuales

Entre estas podemos encontrar desviación ocular, diplopias, amaurosis súbitas, anopsias, hemianopsias, trastornos de la agudeza visual, llegando inclusive hasta la ceguera unilateral o bilateral dependiendo de la zona afectada(8).

Alteraciones del Estado de Conciencia

Especialmente la confusión caracterizado por desorientación en una de las tres esferas, tiempo, espacio y persona, común en pequeños ACV en ancianos. Múltiples pequeños ACV pueden llevar a la demencia o llegando inclusive a cambios en la escala de Glasgow, muchos menores(8).En algunas ocasiones con déficit neurológico temporal, como ocurre en la isquemia Cerebral transitoria(8).

Alteraciones de la sensibilidad

Siendo una de las alteraciones más característico, partiendo desde parestesias, paresias de alguna extremidad hasta la parálisis completa de una parte del cuerpo, hemiplejia.

Muy típico es la súbita debilidad asimétrica de los miembros, solo de un hemicuerpo(un solo lado del cuerpo), por ejemplo falta de fuerza de un brazo, una pierna o un brazo y una pierna del mismo lado. La pérdida de fuerza motora (paresia), puede variar desde una debilidad muy blanda hasta la parálisis total. Una discapacidad motora súbita y unilateral es típica , la afectación bilateral es rara, puede presentarse adormecimiento, hormigueo o una sensación de leves pinchazos de agujas(8).

La plejia, es notoria, con un cuadro que inicia con paresia hasta la plejia mencionada, esto se comprueba solicitando al paciente que levante los brazos y los mantenga durante algunos segundos alineados a los hombros (posición de momia o sonámbulo). Si uno de los brazos empezar a caer involuntariamente, existe un gran indicio de debilidad motora. Se puede hacer la misma prueba con las piernas; basta sentar y levantar las piernas, dejando las rodillas estiradas(8).

La parálisis de los miembros suele surgir rápidamente, pero puede empezar solamente con hormigueos y ligera debilidad, evolucionando para una evidente pérdida de fuerza solamente después de algunas horas(8).

Entre las parálisis musculares cabe destacar la **parálisis o asimetría facial.**

La parálisis facial unilateral es otro signo típico del ACV. La desviación de la boca en dirección opuesta al lado paralizado es el signo más común y perceptible(8).

Figura 1: Nota que la boca se desvía hacia el lado derecho y la comisura labial (vulgo bigote chino) desaparece a la izquierda, prominente en el contralateral.

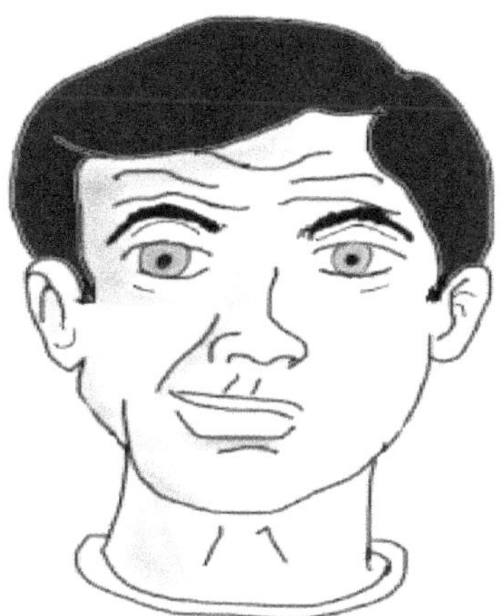

Fuente: Varela G. Tratamiento del ataque cerebro vascular (acv) isquémico agudo Guía Neurológica , Cali-Colombia, 2018;7(2):151-160

En el ACV, la parálisis suele preservar la mitad superior de la cara, siendo el paciente capaz de ceñir la frente y levantar las cejas, lo que le diferencia de la parálisis de Bell, cuadro causado por la inflamación del nervio facial, en el cual toda la hemicara del paciente queda paralizada(8).

Además la pérdida de fuerza en otras áreas del cuerpo, como miembros, alteraciones en el habla, pérdida de visión, desequilibrios o cualquier otro síntoma típico de ACV asociado a la parálisis facial lo diferencia de la parálisis de Bell, est se examina solicitando al paciente que sonría o silbe. Si hay parálisis, esta será fácilmente notada con dichas maniobras(8).

Alteraciones del habla

La alteración del habla o dificultad para la articulación de las mismas es un síntoma típico del ACV, es decir la afasia y la disartria(8).

La afasia es la incapacidad del paciente en nombrar objetos y cosas, como colores, números y objetos, alteraciones de la memoria , no son capaces de repetir una palabra dicha por un familiar. Dependiendo de la afasia, el paciente puede conseguir pensar en el objeto, entender su significado, pero simplemente no sabe cómo decir su nombre. Es una pérdida del lenguaje verbal(8).

La disartria es la dificultad en articular las palabras, el paciente entiende todo, pero no puede comunicarse, y si lo hace, es de manera incomprensible(8).

Alteraciones en la marcha

Esta alteración de la marcha puede ser causada por disminución de la fuerza de miembros inferiores o trastornos la coordinación motora conservando la fuerza(8).

Otros debutan con crisis convulsiva, coma, siendo este característico de ecv hemorrágico.

Esto se resume en escala de Cincinnati, detallada a continuación.

Cuadro 2. Escala Cincinnati para evaluación prehospitalaria de ECV

Signo de EVC	Actividad del paciente	Interpretación
Parálisis facial	Que el paciente vea al examinador, sonría y/o muestre los dientes	Normal: simetría Anormal: un lado parético o de movimiento asimétrico
Caída del brazo	Que el paciente extienda los brazos y los mantenga en alto por 10 segundos	Normal: movimiento simétrico Anormal: un brazo cae o hay movimiento asimétrico
Habla anormal	Que un paciente diga "No se le puede enseñar trucos nuevos a un perro viejo"	Normal: usa las palabras correctas sin arrastrarlas Anormal: afasia, palabras arrastradas o palabras incorrectas

Fuente: Instituto mexicano de Seguridad Social, Diagnóstico y tratamiento temprano de la enfermedad vascular cerebral isquémica en el segundo y tercer nivel de atención. 2017;3(2):110-130

Con la escala de Cincinnati, si encontramos uno de los tres signos , debemos pensar en primera instancia en un accidente cerebrovascular, y debemos investigarlo hasta que que se demuestre lo contrario, pues solo con un signo anormal de los tres, hay un 66% de sensibilidad y 87% de especificidad de que padezca un ECV, siendo una escala muy fiable para el ambiente extrahospitalario(8).

Factores de Riesgo

Los principales factores de riesgo no modificables para presentar infarto cerebral son la edad avanzada, el género masculino y la historia familiar de EVC. Estos factores de riesgo identifican a los individuos con mayor riesgo de presentarla y, por lo tanto, en los que se deben implantar medidas de prevención más rigurosas(10).

• Los factores de riesgo modificables más importantes son la hipertensión arterial, la diabetes mellitus, el tabaquismo, el etilismo, las cardiopatías (valvulopatías, infarto agudo al miocardio, insuficiencia cardíaca congestiva y fibrilación auricular), la hipercolesterolemia, el sedentarismo y la obesidad(10).

DIAGNÓSTICO

La sospecha ocurre en el primer nivel de atención. El médico de atención primaria debe realizar una historia clínica y una exploración física focalizadas, y ser transferido inmediatamente al especialista de segundo o tercer nivel de atención(10).

Abordaje inicial

La evaluación inicial de un paciente con probable evento vascular cerebral (EVC) isquémico-ataque isquémico transitorio es similar a la de cualquier otro paciente crítico: estabilización inmediata de la vía aérea, la respiración y la circulación (ABC). Esto debe ser seguido por la valoración del estado neurológico y comorbilidades posibles, a fin de identificar a aquellas requieren intervención inmediata y determinar las posibles causas del mismo para la prevención secundaria(3).

Anamnesis

Se debe interrogar al paciente o a un familiar para obtener información detallada acerca de los antecedentes patológicos, la existencia de padecimientos crónico-degenerativos y factores de riesgo, ya mencionados, que hacen que el diagnóstico de infarto cerebral sea más probable, un dato fundamental es el inicio súbito o agudo de un déficit neurológico de características focales de enfermedad cerebrovascular, antecedente de ACV-ataque isquémico transitorio, infecciones, consumo de drogas, convulsiones, embarazo, infección por VIH, administración de medicamentos con acción en el sistema nervioso central o anticoagulantes, así como el antecedente de traumatismos, hemorragias o cirugías recientes en los pacientes potencialmente aptos para recibir terapia intravenosa o intraarterial(3,10).

Examen físico

La valoración inicial debe ser dirigida a los aspectos ABC de la atención urgente del paciente grave (A- Vía aérea, B- Ventilación, C- Circulación) corrigiendo cualquier problema potencial, con las medidas adecuadas.

La exploración física debe considerar específicamente la búsqueda de soplos (carotídeos, cardiacos) y arritmia cardiaca, que den pistas acerca de la etiología del infarto cerebral (cardioembólico, por enfermedad de grandes vasos, o por infarto lacunar) y búsqueda de estigmas de enfermedades previas (reumatológicas, infecciosas, neoplásicas) que se relacionan con un infarto cerebral(10).

Examen neurológico

El examen neurológico debe enfocarse a corroborar la localización anatómica de la lesión isquémica y el territorio vascular afectado, inicialmente con el cálculo la escala de Glasgow(3).

Depende la zona que afecta el ECV, se dará la siguiente sintomatología:

Cuadro 3. Signos de alteración neurológica focal según el territorio vascular afectado

TERRITORIO CAROTÍDEO	TERRITORIO VÉRTEBRO-BASILAR
Alteraciones motoras: paresia o parálisis de un hemicuerpo.	**Alteraciones motoras:** hemiparesia, tetraparesia o síndromes alternos (afección de nervios craneales de un lado y de la sensibilidad o fuerza del hemicuerpo contralateral
Alteraciones sensitivas: parestesias o disminución de la sensibilidad en un lado del cuerpo.	**Alteraciones sensitivas:** disminución de la sensibilidad o parestesias afectando a uno o ambos lados del cuerpo
Trastornos del lenguaje: en forma de disartria (dificultad para articular el lenguaje) o bien de afasia (dificultad en la expresión y/o comprensión del lenguaje).	**Trastornos visuales:** ceguera bilateral transitoria o no, hemianopsia homónima.
Alteraciones visuales: amaurosis unilateral o hemianopsia homónima.	**Trastornos del equilibrio:** inestabilidad o ataxia, diplopia, disartria, disfagia o vértigo: suelen presentarse en asociación con los anteriores.

Fuente: SEDENA, SEMAR. Prevención secundaria, diagnóstico, tratamiento y vigilancia de la enfermedad vascular cerebral isquémica. 2018;12(3):25.

Un interrogatorio dirigido junto al examen físico nos orientará desde un inicio la causa del evento isquémico. La importancia de determinar con precisión la causa del evento vascular cerebral (EVC) radica en que ésta puede afectar el pronóstico del paciente porque la mayoría de las recomendaciones para el tratamiento dependen de la causa, ya obtenido esto, se pueden establecer la severidad del cuadro usando la escala NIHSS (National Institutes of Health Stroke Scale, por sus siglas en inglés), que se describe en el Cuadro 4.

Cuadro 4. Escala NIHSS para la estratificación de la severidad del evento vascular cerebral isquémico

PARÁMETRO EVALUADO	RESPUESTA	PUNTAJE
1A Nivel de conciencia	Alerta	0
	Somnoliento	1
	Obnubilado	2
	Coma/sin respuesta	3
1B Orientación (2 preguntas)	Responde ambas preguntas	0
	Responde una pregunta	1
	No responde ninguna correctamente	2
1C Respuesta a 2 órdenes	Realiza ambas correctamente	0
	Realiza una correctamente	1
	No realiza ninguna	2
2 Movimientos oculares	Movimientos horizontales normales	0
	Paresia parcial	1
	Paresia completa	2
3 Campos visuales	Sin defecto de campos visuales	0
	Hemianopsia parcial	1
	Hemianopsia completa	2
	Hemianopsia bilateral	3

PARÁMETRO EVALUADO	RESPUESTA	PUNTAJE
4 Movimientos faciales	Normales Debilidad facial leve Debilidad facial parcial Paresia facial completa unilateral	0 1 2 3
5 Función motora de brazos a. Izquierdo b. Derecho	Sin caída Caída después de 10 segundos Caída antes de 10 segundos No opone resistencia a la gravedad Sin movimiento	0 1 2 3 4
6 Función motora de piernas a. Izquierda b. Derecha	Sin caída Caída después de 5 segundos Caída antes de 5 segundos No opone resistencia a la gravedad Sin movimiento	0 1 2 3 4
7 Ataxia de miembros	Sin ataxia Ataxia en un miembro Ataxia en dos miembros	0 1 2
8 Sensibilidad	Sin pérdida de la sensibilidad Pérdida sensorial leve Pérdida sensorial severa	0 1 2
9 Lenguaje	Normal Afasia leve Afasia severa Mutismo o afasia global	0 1 2 3
10 Articulación del lenguaje	Normal Disartria leve Disartria severa	0 1 2
11 Extinción o inatención	Ausente Inatención parcial Inatención completa	0 1 2

Fuente: Choreño-Parra JA, Carnalla-Cortes M, Gaudarrama-Ortiz P. Enfermedad vascular cerebral isquémica: Revisión extensa de la bibliografia para el médico de primer contacto. Med Int Méx.2019 enero-febrero;35(1):61-79. https://doi.org/10,24245/mim.v35i1.2212.

Cuadro 4. Clasificación de acuerdo con el puntaje de la escala del NIHSS

PUNTAJE	CLASIFICACIÓN
0	Sin evento vascular cerebral isquémico
1-4	Evento vascular cerebral isquémico leve
5-15	Evento vascular cerebral isquémico moderado
16-20	Evento vascular cerebral isquémico moderado-severo
21-42	Evento vascular cerebral isquémico severo

Fuente: Choreño-Parra JA, Carnalla-Cortes M, Gaudarrama-Ortiz P. Enfermedad vascular cerebral isquémica: Revisión extensa de la bibliografia para el médico de primer contacto. Med Int Méx.2019 enero-febrero;35(1):61-79. https://doi.org/10,24245/mim.v35i1.2212.

Exámenes complementarios

Imagen

El principal estudio de diagnóstico indicado en sospecha de ECV, es la Tomografía Axial Computada (TAC), puede mostrar signos tempranos de infarto, entre los que se encuentran el signo de la pérdida de la cinta insular, edema cortical focal en el territorio de la arteria cerebral media o pérdida de la diferenciación entre sustancia gris y blanca, cabe destacar que esta permite la diferenciación entre un ECV isquémico y un hemorrágico, con alta especificidad desde las primeras horas del debut clínico, entablando en la frase "tiempo es cerebro" ya que la prontitud con la que se haga un diagnóstico certero permitirá el tratamiento adecuado con mejor desenlace(3-11).

Imagen 1. TC sin contraste de un paciente con encefalopatía hipóxica y edema cerebral. Obsérvese la pérdida de diferenciación entre la sustancia gris y la blanca y el borramiento de los surcos.

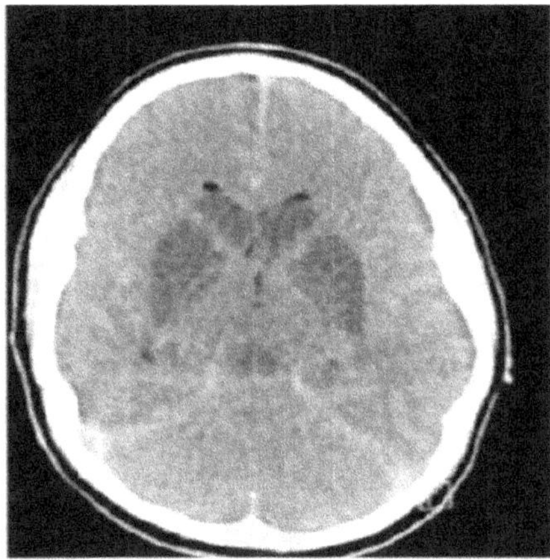

Fuente. SEDENA, SEMAR. Prevención secundaria, diagnóstico, tratamiento y vigilancia de la enfermedad vascular cerebral isquémica. 2018;12(3):1-25.

Imagen 2. La TC muestra un borramiento de la cisura de Silvio y el ribete insular (flecha recta) en el lado infartado del cerebro, en comparación con el ribete insular normal (flechas curvas).

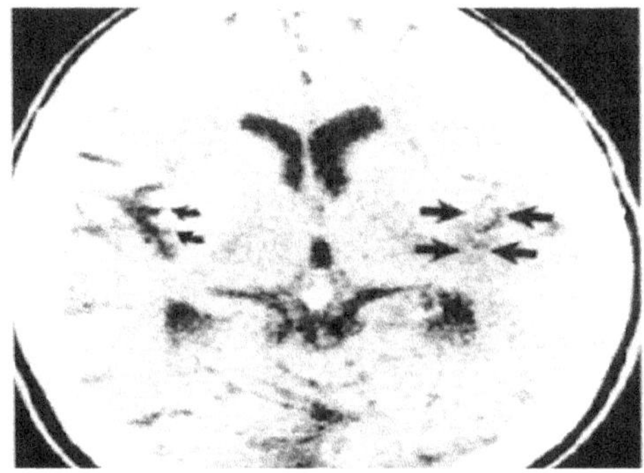

Fuente: SEDENA, SEMAR. Prevención secundaria, diagnóstico, tratamiento y vigilancia de la enfermedad vascular cerebral isquémica. 2018;12(3):1-25.

Imagen 3. La TC muestra un infarto de baja densidad bien definido (flecha) en la región de los ganglios basales.

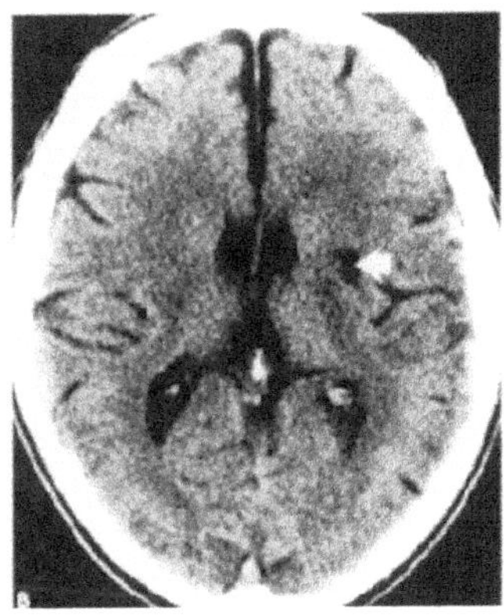

Fuente: SEDENA, SEMAR. Prevención secundaria, diagnóstico, tratamiento y vigilancia de la enfermedad vascular cerebral isquémica. 2018;12(3):1-25.

Con la TAC simple se puede calcular el Alberta Stroke Program Early Computed Tomography Score (ASPECTS), esta es una escala cuantitativa que permite para medir signos tempranos de isquemia cerebral . Para calcularlo se utilizan dos cortes axiales: el primero en los ganglios basales y el segundo en los ventrículos laterales y se divide el territorio de la arteria cerebral media (ACM) en diez regiones:

En el primer corte se debe valorar el núcleo caudado (C), lenticular (L), rodilla de la cápsula interna, brazo posterior (IC) y corteza insular (I).En cuanto a los territorios de la arteria cerebral media, se debe valorar la corteza anterior de la ACM (M1), la corteza lateral adyacente al ribete insular (M2) y la corteza posterior de la ACM (M3), es decir, siete áreas.

En el segundo corte se debe valorar el territorio anterior de la ACM (M4), el territorio lateral de ACM (M5) y el territorio posterior de la ACM (M6), es decir, tres áreas.

Imagen 4. TAC Alberta Stroke Program Early Computed Tomography Score (ASPECTS).

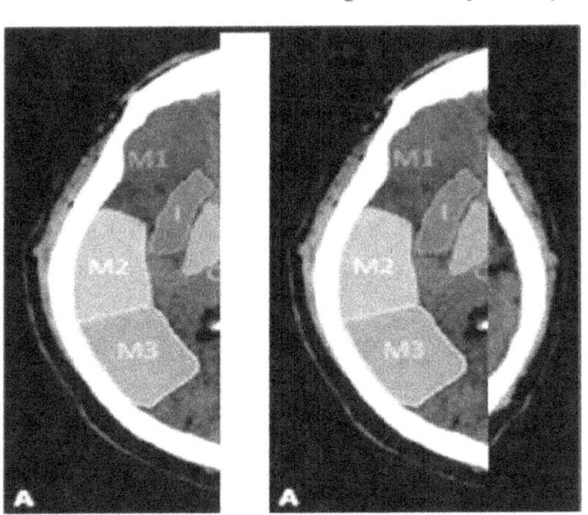
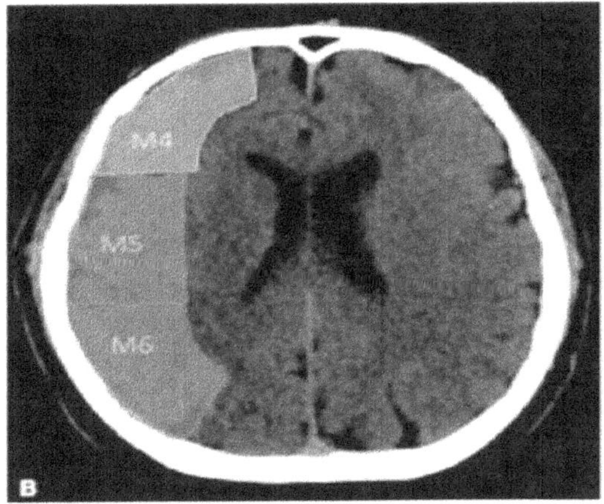

A). Territorios vasculares M1, M2, M3, cabeza de núcleo caudado (C), ínsula (I), núcleo lenticular (L). B). Territorios vasculares M4, M5,
Fuente: Villate S, Arroyo J. Disquisiciones imagenológicas en un paciente con sospecha de ACV. Neurología Argentina.

En la TAC además se pueden observar otros elementos como cambios isquémicos tempranos dados por hipodensidades leves del parénquima con pérdida de la diferenciación de las sustancias gris y blanca. Los infartos antiguos que se observan como hipodensidades bien definidas del parénquima y la hiperdensidad de una arteria se asocia con oclusión trombótica de grandes vasos(13),

La angiografía por tomografía computarizada (angio-TAC) de cerebro y vasos de cuello, esta necesita un medio de contraste yodado endovenoso, que permite evaluar la anatomía vascular arterial. Fundamental para detectar áreas de oclusión o estenosis e identificar signos de enfermedad vascular extracraneal. La angio-TAC también es útil para caracterizar la morfología del trombo, ya que la longitud de este es uno de los factores predictores del desenlace funcional del paciente, recomendado por la AHA por la valoración de grandes vasos intracraneales, para pacientes candidatos a terapia endovascular(13).

Además la realización de una resonancia magnética nuclear (RMN) en secuencia de difusión ponderada puede detectar infartos incluso en los primeros 30 minutos posteriores al inicio de los síntomas. Si se realiza en las primeras dos horas tiene sensibilidad del 100% comparada con la TAC que tiene sensibilidad de 70% para detectar signos tempranos de infarto (3). La RM cerebral no es un estudio de rutina para la evaluación inicial, ya que puede tardar mucho tiempo en completarse y tiene menor disponibilidad que la TAC(13).

La angiografía por RM cerebral es útil para detectar oclusión o estenosis de la circulación intra- y extracraneal, de igual manera que la TAC requiere contraste, obteniéndose una mejor calidad de imagen con contraste sin embargo, no es superior a la angio-TAC(13).

LABORATORIO Y GABINETE

Los estudios de laboratorio que deben solicitarse a la llegada de este tipo de pacientes, se basan a fin de descartar los diagnósticos diferenciales, estos incluyen(3):

- **Glicemia capilar**, Imprescindible, se realiza inmediatamente a la llegada del paciente para descartar una encefalopatía causada por hiperglucemia o hipoglucemia,
- Biometría hemática completa para evaluar la existencia de estados de hipercoagulabilidad, como la policitemia, trombocitosis o leucocitosis cuando el número de leucocitos supera 100,000/mm3.
- Tiempos de coagulación, tiempo de protrombina y tiempo de tromboplastina parcial si el paciente está en el tiempo de ventana terapéutica para trombolisis intravenosa, así como para descartar falla en el tratamiento en pacientes con riesgo de cardioembolismo que toman anticoagulantes orales o, bien, anticoagulación excesiva que contraindique la administración de agentes trombolíticos(3).

Además El electrocardiograma es fundamental, puesto que puede revelar una fibrilación auricular u otra arritmia concomitante o que desencadenó el cuadro , e incluso infartos en pacientes ancianos con factores de riesgo cardiovascular(3).El ecocardiograma es útil ante la sospecha de endocarditis bacteriana, valvulopatía o infarto con trombos intracardiacos. El ultrasonido Doppler transcraneal puede ser útil en caso de sospecha de trombos intracerebrales aunque es de menor sensibilidad que la angio-TAC y la angio-RMN(3).

Imagen 5. Algoritmo de diagnóstico

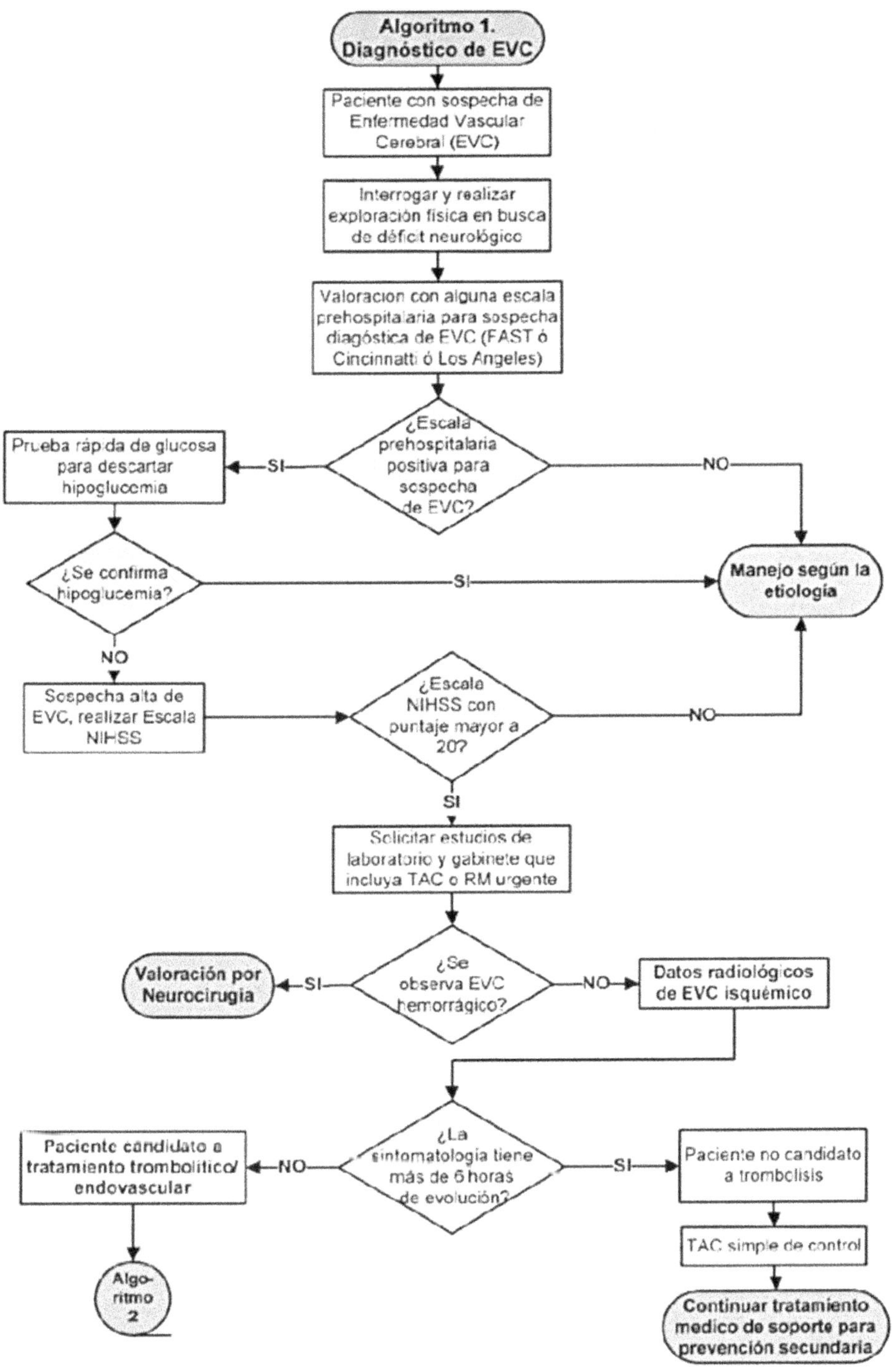

Fuente: Arriola M. Arriaga J. Martinez H. Lopez L. Baca D.et all. Diagnóstico y tratamiento temprano de la enfermedad vascular cerebral isquémica, México 2018;1(2):90-105.

Imagen 6. Algoritmo de imagenología

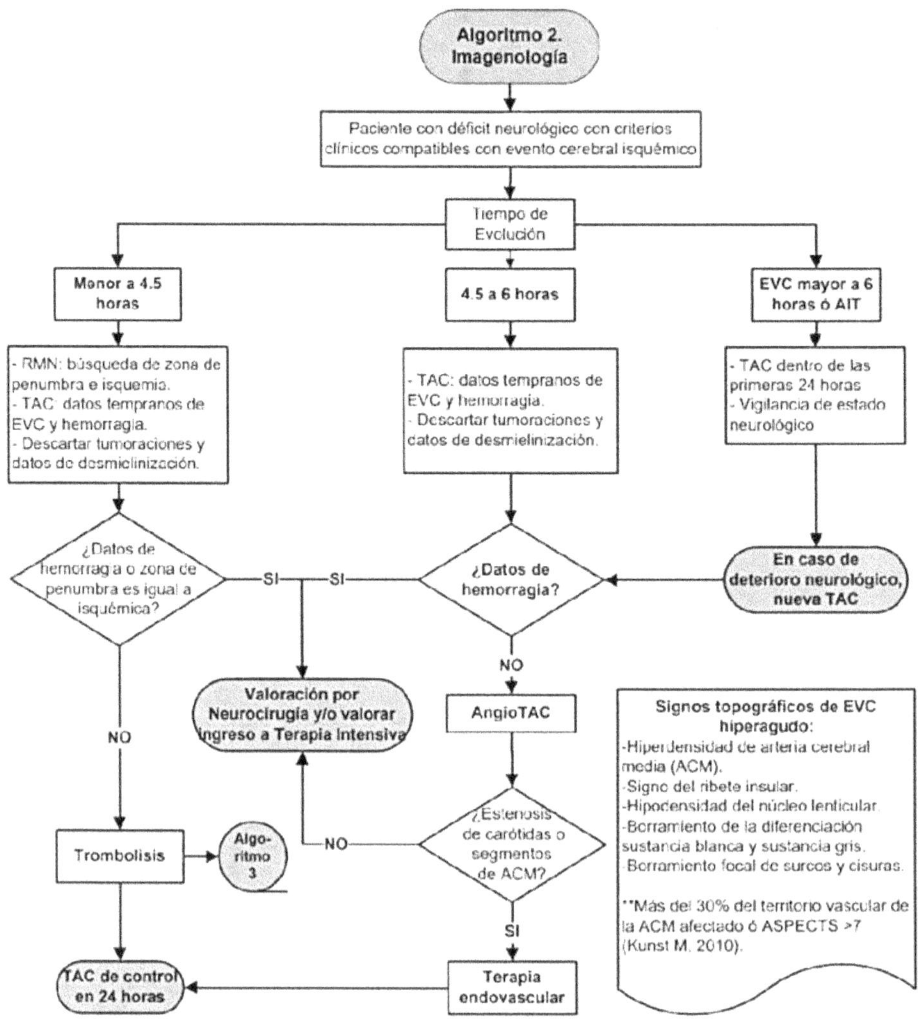

Fuente: Arriola M. Arriaga J. Martinez H. Lopez L. Baca D.et all. Diagnóstico y tratamiento temprano de la enfermedad vascular cerebral isquémica, México 2018;1(2):90-105.

TRATAMIENTO

El objetivo es iniciar el tratamiento fibrinolítico dentro de los primeros 60 minutos de la llegada del paciente al departamento de Urgencias. Se sugiere el nombramiento de un equipo especializado multidisciplinario en ictus que incluye médicos, enfermeras, y personal de laboratorio y radiología. Los pacientes con ictus deben tener una evaluación clínica cuidadosa, que incluya una evaluación neurológica, detallado en el diagnóstico (9).Se recomienda el soporte de la vía aérea y asistencia ventilatoria como parte del manejo en pacientes con ACV, que presenten alteración del estado de conciencia o disfunción bulbar que afecte la vía aérea(2).

Nos vamos a basar en el control de los siguientes parámetros:

Saturación

Se debe conseguir una saturación de oxígeno mayor a 94%, aun si esto implica el uso de oxígeno suplementario, la temperatura > 38 °C debe tratarse con antipiréticos (2).

Manejo de la Glucosa

El incremento de la glicemia incrementa los niveles de lactato en el área cerebral isquémica, la acidosis y genera radicales libres, El incremento de la inflamación y el estrés oxidativo, aumenta durante el ACV el edema cerebral y libera aminoácidos excitatorios lo cual potencia el daño tisular tanto en pacientes diabéticos como en no diabéticos. La hiperglucemia persistente durante las primeras 24 horas posteriores a un ACV se asocia con un peor desenlace, debe mantenerse entre 140 y 180 mg/dL y evitar la hipoglucemia, si esta se presentase debe tratarse cuando sea < 60 mg/dL(2,15). Glicemias mayores de 300 mg/dl deben ser tratadas con insulina titulada en goteo para mantener la glicemia menor de 150mg/dl(15).

Manejo de la Hipertensión

La mayoría de los pacientes con ACV isquémico o hemorrágico se presentan en el servicio de urgencias con elevación de la tensión arterial; un vez se descarta un evento hemorrágico se siguen los protocolos sugeridos por la AHA stroke council stroke association que recomienda no tratar la hipertensión arterial en la fase aguda del ACV isquémico a menos que el paciente vaya a ser llevado a trombolisis, tenga evidencia de daño en órgano blanco (disección aórtica, encefalopatía hipertensiva, falla renal aguda, edema pulmonar agudo o infarto agudo de miocardio) o si el paciente tiene cualquier otra contraindicación para mantenerlo hipertenso(15).

Se usará antihipertensivos en casos de que sean iguales o mayores a 220/120 mmHg, sin descensos menores al 15% en las primeras 24 horas. Aquellos candidatos a terapias de reperfusión deben mantener una presión arterial(PA) menor a 185/110 mm Hg , y los que ya han sido llevados a terapia de reperfusión deben mantener una tensión menor a 180/105 mmHg, durante las primeras 24 horas después del tratamiento(2).

Imagen 7. Guías para tratamiento de hipertensión arterial en ACV isquémico agudo

Tensión arterial	Tratamiento
Paciente no elegibles para terapia trombolitica	
TAS<220 o TAD <120	Observación sin intervenir
TAS>220 o TAD 121-140	Labetalol 10-20mg IV en 1 a 2 min
	Se puede repetir la dosis o doblarla cada 10 min (máximo 300mg) o Nicardipina 5mg/h IV infusión como dosis inicial; titular según efecto deseado incrementando 2,5mg/h cada 5 minutos máximo 15mg/h, meta de reducción 10-15% de TA
Pacientes elegibles para terapia trombolitica	
Pretratamiento	
TAS>185 TAD>110	Labetalol 10-20mg IV en 1-2 min
	Si no se mantiene TA en valores deseados no trombolizar
Durante y después del tratamiento	
1. Monitoría de TA	Control de TA cada 15 min por 2 horas, después cada 30 min por 6 horas y cada 4 horas por 16 horas
2. TAD >140	Nitroprusiato de sodio 0,5mcg/kg/min infusión IV titulado
3. TAS>230 o TAD121-140	Labetalol 10mg IV en 1-2 min repetir hasta máximo 300mg o goteo de 2 a 8mg/min o Nicardipina 5mg/h infusión IV titulando goteo a máximo 15mg/h. Si no se controla TA con labetalol, considerar nitroprusiato
4. TAS 180-230 o TAD 105-120	Labetalol 10mg IV en 1 a 2 min; repetición titulada a máximo 300mg o goteo a máximo 2 a 8mg/min

Fuente: Varela G. Tratamiento del ataque cerebro vascular isquémico agudo Guía Neurológica, Cali-Colombia, 2018;7(2):151-160

Manejo de la temperatura

La fiebre durante los primeros siete días del ACV, es un factor independiente de mal pronóstico y pobre evolución durante el primer mes; el mayor riesgo de muerte evidente en los primeros 10 días se atribuye a mecanismos neurológicos y sugiere que la temperatura elevada es un factor independiente de pobre pronóstico más que un epifenómeno de otras complicaciones en el curso del ACV . Es de gran importancia determinar la temperatura inicial y su monitoría continua pues tanto el valor inicial (pacientes con temperatura corporal baja al ingreso tienen mejor pronóstico) como el incremento de la temperatura corporal en las primeras 24 horas del inicio del ACV se asocia con pobre pronóstico y mayor extensión del infarto cerebral. La hipotermia como medida terapéutica neuroprotectora ha demostrado beneficios a pesar del riesgo de complicaciones. Se recomienda el uso de mantas para enfriamiento y antipiréticos para mantener al paciente en la temperatura deseada, los diferentes métodos de enfriamiento intravascular están en estudio(15).

Anticoagulacion en ACV Isquémico

Los resultados de los diferentes estudios han sido controversiales en este aspecto y no soportan la reducción de la recurrencia de ACV al tratar los pacientes con anticoagulación plena en las primeras 24 a 48 horas, las tasas de hemorragia están entre 1 y 2,5 por ciento.En este momento no hay indicación para la anticoagulación rutinaria de todos los pacientes con ACV isquémico agudo(15).

La recomendación para pacientes con ACV isquémico es no anticoagularlos formalmente. (Grado 2B) Para pacientes con fibrilación auricular se recomienda anticoagulación formal con INR entre 2,1 y 3,0 (Grado 1A) si hay contraindicaciones para anticoagulación se recomienda el uso de aspirina (Grado 2A)(15).

Estatinas

En un metaanálisis de 42 estudios y más de 82.000 pacientes se encontró que el uso de estatinas reduce la incidencia de ACV en hasta el 41% con atorvastatina . Se cree que esto es secundario a la reducción de los niveles séricos de colesterol de baja densidad (LDL) y a los efectos pleiotrópicos de las estatinas, que incluyen efectos antiinflamatorios, antioxidantes y neuroprotectores . En el estudio SPARCL se demostró que el tratamiento con 80 mg de atorvastatina al día reducía el riesgo de ACV en pacientes sin enfermedad coronaria conocida y LDL entre 100 y 190 mg/dL, quienes hubieran tenido un ACV o ataque isquémico agudo (AIT) reciente. Si no existe contraindicación, se iniciará atorvastatina 80 mg/día dentro de las primeras 24 a 48 h después del ACV(2).

Antiagregantes plaquetarios

Tanto en la guía de STROKE 2018 como en la guía de práctica clínica colombiana se recomienda la administración de antiagregantes plaquetarios para el manejo del ACV isquémico agudo como prevención secundaria. Se debe iniciar esta terapia dentro de las primeras 24-48 h de iniciados los síntomas; no obstante, en pacientes que recibieron manejo trombolítico con alteplasa se sugiere esperar 24 h antes de iniciar la terapia antiagregante, aunque es importante evaluar cada caso de manera individual teniendo en cuenta los riesgos y beneficios para iniciar la terapia en el momento más oportuno.En cuanto a la antiagregación dual, no hay suficiente evidencia para recomendar su uso rutinario para el tratamiento de pacientes con ACV que no tengan indicación específica para tal(2).

Trombolisis sistémica

La administración de rtPA endovenoso conlleva un margen de seguridad y efectividad aceptables. El NINDS tPA Study demostró un incremento absoluto del 12% en el número de pacientes con ausente o mínima discapacidad cuando fueron tratados con rtPA comparados con placebo a los 3 meses, siendo esta mejoría independiente del subtipo de ACV. Además, se observó un incremento en el riesgo de hemorragias intracraneales (6 versus 0.6%) en los tratados con la droga, sin aumento en la mortalidad. La administración oportuna del rtPA a pacientes apropiadamente seleccionados constituye el principal tratamiento temprano en el ACV. La reperfusión del tejido encefálico en el área de penumbra se asocia a una reducción de la discapacidad, mejoría en las actividades de la vida diaria y una reducción de los déficits neurológicos, medidos por el Índice de Barthel, la escala NIHSS, la escala de Glasgow(1).

La magnitud en la restauración del flujo sanguíneo es dependiente del tiempo y conlleva una reducción del daño a largo plazo cuando es realizada oportunamente, ante la sospecha de ACVi es importante la derivación y tratamiento sin demoras por el equipo sanitario. Es deseable que se respeten los tiempos establecidos en el apartado "la hora de oro"(1).

Ventana para el uso de activador tisular del plasminógeno endovenoso

La American Heart Association/American Stroke Association extendió sus recomendaciones sobre el uso del rtPA hasta las 4.5 horas, según estudios previos que así lo reafirman. Sin embargo, la Food and Drug Administration no aprobó su utilización en este contexto(1).

El estudio IST3 (International Stroke Trial 3) incluyó una cohorte numerosa de pacientes (3035 en total) a la terapia con rtPA versus placebo, extendiendo el tiempo de ventana hasta 6 horas en casos seleccionados. Se evidenció un incremento en el riesgo de hemorragia y un beneficio del tratamiento fibrinolítico en esta ventana terapéutica, incluso en mayores de 80 años. Aunque este estudio mostró cierta utilidad en pacientes con una ventana terapéutica extendida, el nivel de evidencia no fue lo suficientemente fuerte como para modificar el tiempo límite superior. La determinación del período de ventana consiste actualmente hasta 3 horas (ventana convencional) y hasta 4.5 horas (ventana extendida) desde el inicio de los síntomas neurológicos(1).

Selección de pacientes para rtPA endovenoso

Una determinación apropiada de los criterios de selección para fibrinólisis en cada paciente resulta fundamental. Si bien los criterios iniciales, basados en el estudio NINDS tPA Stroke Study, fueron estrictos y limitaban a los pasibles de ser tratados con rtPA, en los últimos años se han flexibilizado. Actualmente se incorporan mayor cantidad de personas para esta terapia, demostrando aceptables resultados.

Administración

El protocolo de administración del rtPA intravenoso más difundido es el establecido por la American Heart Association y se encuentra recomendado por varias guías sobre ACVi.

Cuadro 5. Protocolo de administración del activador tisular del plasminógeno endovenoso en el ACV

DOSIS RECOMENDADA	0.9 mg/kg/dosis – Dosis máxima 90 mg
DISTRIBUCIÓN DE LA DOSIS	10% en bolo intravenoso en un minuto 90% en infusión continua durante una hora.
MONITOREO RECOMENDADA DE LA PRESIÓN ARTERIAL	Cada 15 minutos durante la infusión y hasta 2 horas posteriores, luego cada 30 minutos por 6 horas y por último cada 1 hora hasta 24 horas de la infusión.
EVALUACIÓN NEUROLÓGICA	Cada 15 minutos durante la infusión, y luego en forma horaria mediante el NIHSS.

Fuente: Pigretti S, Alet M, Maman C, Alonzo C, Aguilar M, Consenso sobre accidente cerebrovascular isquémico agudo. Medicina (Buenos Aires) 2019; Vol. 79 (Supl. II): 1-46

Cuadro 6. Resumen de recomendaciones sobre los criterios de exclusión para pacientes con ventana terapéutica menor a 3 horas

– Hemorragia en TC de cerebro
– Historia previa de hemorragia intracerebral
– Trauma de cráneo moderado o grave en los últimos 3 meses o ACV post-TEC en período intrahospitalario
– ACV isquémico en los últimos 3 meses
– Tumor de cerebro intra-axial, aneurismas cerebrales rotos o MAV
– Síntomas y signos sugestivos de HSA
– Cirugía intracerebral o intra-espinal dentro de los últimos 3 meses
– Evidencia de hemorragia interna activa
– Sangrado activo gastrointestinal con alteración estructural maligna o sangrado dentro de los últimos 21 días
– Endocarditis infecciosa
– Disección del arco aórtico
– Glucemia <50 mg/dl
– PAS > 185 mmHg o TAD > 110 mmHg a pesar del tratamiento antihipertensivo
– Diátesis hemorrágica conocida incluyendo, pero no limitada: - Plaquetas <100 000 (no se espera laboratorio por ser situación poco frecuente) - Tratamiento con heparina en las últimas 48 horas con KPTT elevado - Uso actual de anticoagulantes orales (warfarina o acenocumarol) y RIN > 1.7 o TP > 15 segundos (si el RIN es < 1.7 es razonable administrar tratamiento) - Uso de heparina de bajo peso molecular a dosis profilaxis o tratamiento en las últimas 24 horas - Uso actual de inhibidores directos de la trombina (dabigatrán) o del factor Xa (apixabánrivaroxabán)

ACV: accidente cerebrovascular; TC: tomografía computada; TEC: traumatismo encéfalo-craneal; MAV: malformación arteriovenosa; HSA: hemorragia subaracnoidea; PAS: presión arterial sistólica; PAD: presión arterial diastólica; KPTT: kaolin activated partial tromboplastin time; RIN: relación internacional normatizada
FUENTE. Pigretti S, Alet M, Maman C, Alonzo C, Aguilar M, Consenso sobre accidente cerebrovascular isquémico agudo. Medicina (Buenos Aires) 2019; Vol. 79 (Supl. II): 1-46

Cuadro 7. Resumen de recomendaciones para los criterios de exclusión para pacientes con ventana terapéutica entre 3 y 4.5 horas

Absolutos	Relativos
NIHSS > 25	Edad > 80 años
Compromiso extenso del infarto con > 1/3 del territorio de la ACM	Uso de anticoagulantes orales independientemente del RIN
	Antecedentes de ACV previo y diabetes mellitus

NIHSS: Escala del Instituto Nacional de Salud; ACM: arteria cerebral media; ACV: accidente cerebrovascular; RIN: relación internacional normatizada.
Fuente: Pigretti S, Alet M, Maman C, Alonzo C, Aguilar M, Consenso sobre accidente cerebrovascular isquémico agudo. Medicina (Buenos Aires) 2019; Vol. 79 (Supl. II): 1-46

Otras terapias

Tratamiento endovascular

También se ha evaluado como opción terapéutica para recanalizar la arteria afectada la administración de otros agentes trombolíticos por vía intra-arterial, como la urocinasa, prourocinasa y el propio rtPA.Los estudios realizados con esos agentes administrados en conjunto con heparina intravenosa hasta 6 horas después del inicio de los síntomas demostraron que esta terapia es efectiva para restablecer el flujo en una buena proporción de los pacientes, con mayor riesgos de hemorragia y los inherentes al procedimiento pueden superar los beneficios obtenidos(3).

Trombectomía mecánica: Asimismo, en la última década se han desarrollado dispositivos para trombectomía a través de cateterismo desde la arteria femoral, que tienen la función de recanalizar la arteria obstruida mediante tres diferentes mecanismos(3):

a) introducción de un catéter con extremo enrollado en forma de resorte que envuelve al coágulo para ser retraído en dirección al catéter

b) catéter con un extremo que cuenta con un dispositivo de aspiración

c) colocación de un stent que se expande comprimiendo al coágulo contra la pared arterial para recanalizar el vaso afectado y posteriormente ser retirado trayendo consigo el trombo que queda atrapado entre la malla que constituye el dispositivo(3).

La trombectomía mecánica en pacientes seleccionados con evento vascular cerebral (EVC) isquémico y oclusión arterial proximal ha demostrado mejoras notables en la recanalización del vaso afectado, y de mejor resultado comparado con la trombolisis intravenosa o el tratamiento médico en múltiples estudios independientemente del mecanismo de reperfusión(3).

Por tal motivo, las nuevas guías de manejo del EVC isquémico establecen que todos los pacientes elegibles deben recibir trombectomía mecánica en las primeras 6 horas del inicio de los síntomas(3).

Imagen 8. Algoritmo de tratamiento

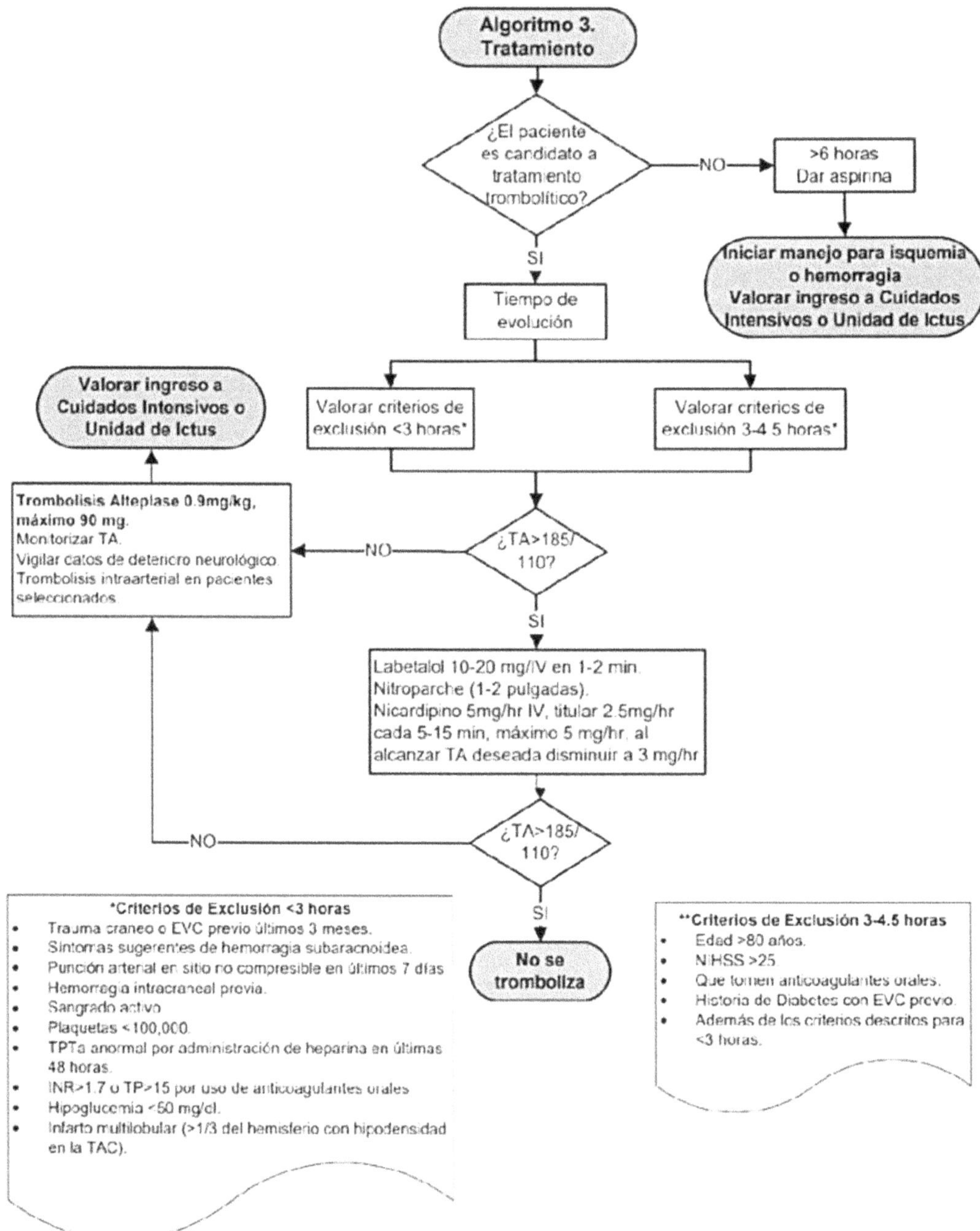

FUENTE. Arriola M. Arriaga J. Martinez H. Lopez L. Baca D.et all. Diagnóstico y tratamiento temprano de la enfermedad vascular cerebral isquémica, México 2018;1(2):90-105.

MANEJO POST-TROMBOLISIS

Luego del tratamiento trombolítico los pacientes deben continuar monitoreados en la unidad de cuidado especializadas en ACV. Durante las primeras dos horas se debe realizar monitoría neurológica cada 15 minutos y posteriormente cada hora por 24 horas. Cualquier cambio en el estado neurológico y de manera especial deterioro en el estado de conciencia o empeoramiento de la paresia previa deben hacer sospechar un proceso hemorrágico y se debe realizar una tomografía cerebral simple urgente(15).

La hipertensión arterial debe manejarse de manera estricta según los parámetros mostrados en la tabla para mantener las cifras, los límites recomendados (Imagen 5). Si se ha documentado una recanalización completa se deben buscar metas de TAS 150-160 y TAD menor o igual a 90. Los antiplaquetarios y anticoagulantes se difieren hasta las 24 horas postrombolisis para evitar incrementar el riesgo de sangrado posterior al procedimiento. En caso de documentarse una complicación hemorrágica, se debe aplicar plasma fresco congelado o crioprecipitado para corregir el estado trombolítico. Los niveles de fibrinógeno se deben mantener superiores a 200; si los pacientes recibían antiagregantes plaquetarios se les deben administrar además plaquetas. El drenaje quirúrgico cuando el hematoma intracerebral, así lo requiere, se puede realizar una vez corregido el estado lítico. (15).

PRONÓSTICO

La supervivencia a 30 días es aproximadamente en el 80% de los casos. De los cuales un gran porcentaje sobrevive con algún déficit neurológico. Algunos factores que contribuyen a la mortalidad en pacientes con ECV incluyen infecciones secundarias por aspiración, enfermedad cardiaca, complicaciones secundarias a la inmovilidad. Entre los predictores de recuperación se incluyen la edad, las concentraciones de glucosa, la temperatura y el antecedente de un ECV(3).

El manejo del paciente en una unidad de cuidados intensivos neurológicos disminuye la mortalidad en 20% y mejora el resultado funcional. Los pacientes con ataque isquémico transitorio tienen mayor riesgo de EVC isquémico en el año posterior al cuadro inicial y el infarto generalmente ocurre en las primeras 48 horas(3).

La escala Rankin Modificada (mRS) es la principal herramienta para la valoración funcional tras un evento cerebrovascular, fue desarrollada en 1957, como una escala para la valoración funcional de los pacientes tras un evento cerebrovascular. Posterior, se desarrolló una nueva versión, con el objetivo de mejorar la concordancia interobservador, conocida como la escala modificada de Rankin (mRS) y llevada a cabo mediante una entrevista estructurada(16).

Cuadro 8. Escala de Rankin modificada

NIVEL	GRADO DE INCAPACIDAD
O ASINTOMÁTICO	
1 MUY LEVE	Puede realizar tareas y actividades habituales, sin limitaciones.
2 LEVE	Incapacidad para realizar algunas actividades previas, pero pueden valerse por sí mismos, sin necesidad de ayuda.
3 MODERADA	Requieren algo de ayuda, pero pueden caminar solos.
4 MODERADAMENTE GRAVE	Dependientes para actividades básicas de la Vida diaria, pero sin necesidad de supervisión continuada. (necesidad personales sin ayuda).
5 GRAVE	Totalmente dependientes, requieren asistencia continuada.
6 MUERTE	

Fuente: Fernández Sanz A, Ruiz Serrano J, Tejada Meza H, Marta Moreno J. Validación del cuestionario simplificado de la escala modificada Rankin (smRSq) telefónico en castellano. Neurología. 2019;.

Preguntas a realizar a la aplicación de esta escala.

0. Asintomático

1. Sin discapacidad significativa: Presenta algunos síntomas y signos pero sin limitaciones para realizar sus actividades habituales y su trabajo. Preguntas: ¿Tiene el paciente dificultad para leer o escribir, para hablar o encontrar la palabra correcta, tiene problemas con la estabilidad o de coordinación, molestias visuales, adormecimiento (cara, brazos, piernas, manos, pies), pérdida de movilidad (cara, brazos, piernas, manos, pies), dificultad para tragar saliva u otros síntomas después de sufrir el ictus? (16).

2. Discapacidad leve: Presenta limitaciones en sus actividades habituales y laborales previas, pero es independiente para las actividades básicas de la vida diaria (ABVD). Preguntas: ¿Ha habido algún cambio en la capacidad del paciente para sus actividades habituales o trabajo o cuidado comparado con su situación previa al ictus? ¿Ha habido algún cambio en la capacidad del paciente para participar en actividades sociales o de ocio? ¿Tiene el paciente problemas con sus relaciones personales con otros o se ha aislado socialmente? (16).

3. Discapacidad moderada: Necesita ayuda para algunas actividades instrumentales pero no para las actividades básicas de la vida diaria. Camina sin ayuda de otra persona. Necesita de cuidador al menos dos veces por semana. Preguntas ¿Precisa de ayuda para preparar la comida, cuidado del hogar, manejo del dinero, realizar compras o uso de transporte público? (16).

4.Discapacidad moderadamente grave: Incapaz de atender satisfactoriamente sus necesidades, precisando ayuda para caminar y para actividades básicas. Necesita de cuidador al menos una vez al día, pero no de forma continuada. Puede quedar solo en casa durante algunas horas. Preguntas: ¿Necesita ayuda para comer, usar el baño, higiene diaria o caminar? ¿Podría quedar solo algunas horas al día? (16).

5. Discapacidad grave: Necesita atención constante. Encamado. Incontinente. No puede quedar solo. (16).

BIBLIOGRAFÍA

1. Pigretti S, Alet M, Maman C, Alonzo C, Aguilar M, Consenso sobre accidente cerebrovascular isquémico agudo. Medicina (Buenos Aires) 2019; Vol. 79 (Supl. II): 1-46

2. García Alfonso C, Martínez Reyes A, García V, Ricaurte Fajardo A, Torres I, Coral Casas J. Actualización en diagnóstico y tratamiento del ataque cerebrovascular isquémico agudo. Universitas Médica. 2019;60(3):1-17.

3. Choreño-Parra JA, Carnalla-Cortes M, Gaudarrama-Ortiz P. Enfermedad vascular cerebral isquémica: Revisión extensa de la bibliografia para el médico de primer contacto. Med Int Méx.2019 enero-febrero;35(1):61-79. https://doi.org/10,24245/mim.v35i1.2212.

4. Ortiz J. La Enfermedad Cerebrovascular en Ecuador Revista Ecuatoriana de Neurología. 2018;27(1); 1-7.

5. INEC. Estadística de nacimientos y defunciones 2015. [Online].; 2015 [cited 2020 02 13.

6. Ruiz-Mejía A, Pérez-Romero G, Ángel-Macías M. Ataque cerebrovascular isquémico: fisiopatología desde el sistema biomédico y su equivalente en la medicina tradicional china. Revista de la Facultad de Medicina. 2017;65(1):137-144.

7. Muñoz – Collazos M. Enfermedad cerebrovascular. Revista Medica emergencias. 2016;5(1):205-250.

8. Fisher, M. (2017). Introducing Focused Updates in Cerebrovascular Disease. Stroke, 48(10), 2653–2653. doi:10.1161/strokeaha.117.019122

9. Instituto mexicano de Seguridad Social, Diagnóstico y tratamiento temprano de la enfermedad vascular cerebral isquémica en el segundo y tercer nivel de atención. 2017;3(2):110-130

10. SEDENA, SEMAR. Prevención secundaria, diagnóstico, tratamiento y vigilancia de la enfermedad vascular cerebral isquémica. 2018;12(3):1-25.

11. García Alfonso C, Martínez Reyes A, García V, Ricaurte Fajardo A, Torres I, Coral Casas J. Actualización en diagnóstico y tratamiento del ataque cerebrovascular isquémico agudo. Universitas Médica. 2019;60(3):1-17.

12. Moreno Vega F, Recinos Bolaños M, Rivas Azucena A. Morbimortalidad de personas con diabetes mellitus y evento cerebro vascular isquémico, Hospital Nacional Rosales 2017. ALERTA Revista Científica del Instituto Nacional de Salud. 2019;2(1):22-29.

13. Villate S, Arroyo J. Disquisiciones imagenológicas en un paciente con sospecha de ACV. Neurología Argentina. 2019;11(2):101-104.

14. Arriola M. Arriaga J. Martinez H. Lopez L. Baca D.et all. Diagnóstico y tratamiento temprano de la enfermedad vascular cerebral isquémica, México 2018;1(2):90-105.

15. Varela G. Tratamiento del ataque cerebro vascular (acv) isquémico agudo Guía Neurológica , Cali-Colombia, 2018;7(2):151-160

16. Fernández Sanz A, Ruiz Serrano J, Tejada Meza H, Marta Moreno J. Validación del cuestionario simplificado de la escala modificada Rankin (smRSq) telefónico en castellano. Neurología. 2019;.